慢性病与食疗

胃肠病与食疗

唐志鹏　张　越　编著

科学出版社

北京

内 容 简 介

随着生活方式的变更,工作和学习压力的增加,以及饮食结构的西方化,胃肠疾病是临床多发病、常见病,呈现迁延难愈或反复发作的特征,严重影响病人的身体健康和生活质量。饮食不当是胃肠疾病发生和发展的重要原因,合理的饮食调摄不仅有助于疾病的康复,而且能够改善患者的营养状况。本书介绍脾胃的生理功能和病理特点,调理脾胃药物和食物的功用,常见胃肠疾病的食疗方。选用药材和食材方便易得,制作和服用简单易行,即学即用。

图书在版编目(CIP)数据

胃肠病与食疗 / 唐志鹏,张越编著. —北京:科学出版社,2014.11
(慢性病与食疗)
ISBN 978 - 7 - 03 - 042318 - 4

Ⅰ.①胃⋯ Ⅱ.①唐⋯②张⋯ Ⅲ.①胃肠病—食物疗法 Ⅳ.①R247.1

中国版本图书馆 CIP 数据核字(2014)第 251055 号

责任编辑:潘志坚 朱 灵
责任印制:谭宏宇 / 封面设计:殷靓

科学出版社 出版
北京东黄城根北街 16 号
邮政编码:100717
http://www.sciencep.com

南京展望文化发展有限公司排版
江苏省句容市排印厂印刷
科学出版社出版 各地新华书店经销

*

2014 年 11 月第 一 版 开本:B5(720×1 000)
2014 年 11 月第一次印刷 印张:10 1/2
字数:168 000

定价:**27.00 元**

前　言

　　食疗,是祖国医学宝库中的瑰宝之一。中医学认为,药食同源。食物也是药物,用之得当,可以治病。我们祖先在食疗方面积累了丰富的经验,早在战国时期成书的《黄帝内经》就很重视饮食对人体健康的作用,并提出:"五谷为养,五果为助,五畜为益,五蔬为充。"

　　食疗是利用食物防病治病,或促进病体康复。它既不同于药物疗法,也与普通的膳食有很大的差别。食物治病显著的特点之一,就是"有病治病,无病强身",利用食物性味方面的偏颇特性,有针对性地用于某些病证的治疗或辅助治疗,调整阴阳,使之趋于平衡,有助于疾病的治疗和身心的康复。与药物治疗不同,食物疗法适应范围较广泛,既针对疾病患者,也包括亚健康人群,作为药物或其他治疗措施的辅助手段,随着日常饮食生活自然地被接受。

　　胃肠是食物的主要消化吸收器官,每天都要进行复杂而精密的工作以供给我们机体能量,胃肠病很多时候与饮食有关,而很多时候又可以通过饮食调整而恢复其正常功能。得了胃肠疾病该吃什么、如何吃,便是本书写作的主要目的。

　　本书从中医脾胃的概念、生理功能和病理特点,调护脾胃的食疗原则和常见胃肠病的症状与分型等方面进行了论述,包括常见的器质性疾病和功能性疾病,如口腔溃疡、胃食管反流病、慢性胃炎、消化性溃疡、胃下垂等;也包括令人烦恼的常见症状如口中异味、食欲不振、呕吐、嗳气、腹泻、便秘、腹痛、腹胀等。针对不同的病症,列举了操作简便的食疗方,包括食疗饭、食疗菜、药茶等。然而,由于读者人数众多、体质各异,本书所论述的饮食原则及食疗方未必适合所有人群,读者在应用过程中还需请专科医生或营养师根据各人特点提供指导。

目　录

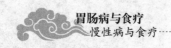
常见胃肠病的膳食方

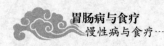

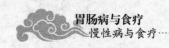

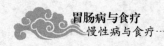

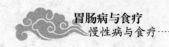
参 考 书 目

中医脾胃简介

胃肠的结构与功能

胃肠是主要的消化器官,是消化系统的重要组成部分。胃上接食管,下连十二指肠,居于上腹部,略偏左侧,分贲门、胃底、胃体和胃窦四部分,胃的总容量为1 000～3 000毫升。胃壁黏膜中含大量腺体,可以分泌胃液,胃液呈酸性,其主要成分有盐酸、消化酶、黏蛋白等,每天分泌的胃液量有1 500～2 500毫升。胃液的主要作用是消化食物、杀灭食物中的细菌,以及润滑食物,使食物在胃内易于通过等。胃的主要功能是容纳和消化食物。由食管进入胃内的食团,经胃的机械性和化学性消化后形成食糜,食糜借助胃的运动逐次被排入十二指肠。一般情况下,胃的排空时间因食物的形态、性质和胃蠕动情况而定,水只需要几分钟即可被排空,糖类约需2小时,蛋白质时间较长,脂肪的时间更长,一般混合性食物排空时间为4～5小时。所以,我们必须根据胃排空的特点,合理安排进食顺序,健康的进食顺序是先进食水果(还能提供一定的消化酶),次进食蔬菜,再次进食淀粉类食品(如米饭等),最后进食肉类食品,餐后可以少量进食汤类。如果进食顺序完全反过来,则可能因为肉类的排空时间较长,导致蔬果、淀粉类食物发酵、酸化,而影响营养物质的吸收。

肠道包括十二指肠、空肠、回肠和大肠。十二指肠为小肠的起始段,长度相当于12个手指的幅度(25～30厘米),因此而得名。十二指肠呈C型弯曲,包绕胰头,可分为上部、降部、下部和升部四部分。其主要功能是分泌黏液、刺激胰消化酶和胆汁的分泌,为蛋白质的重要消化场所等。空肠起自十二指肠空肠曲,下连回肠,回肠连接盲肠。空肠、回肠无明显界限,两者均属小肠。空肠、回肠的主要功能是消化和吸收食物。大肠为消化道的下段,包括盲肠、阑尾、结肠和直肠四部分。成人大肠全长1.5米,起自回肠,全程形似方框,围绕在空肠、回肠的周围。大肠的主要功能是进一步吸收水分和电解质,形成、贮存和排泄粪便。

胃肠为消化道的主要消化吸收部位,供机体所需的物质和能量。食物中的营养物质,如维生素、水和无机盐可以被消化道直接吸收,供机体利用,而蛋白质、脂肪和糖类等供能物质,则需在消化道内被分解为结构简单的小分子物质,才能被吸收利用。食物在消化道内被分解成结构简单、可被吸收的小分子物质的过程就称为消化。这种小分子物质透过消化道黏膜上皮细胞,进入血液和淋巴液的过程就是吸收。对于未被吸收的残渣部分,消化道则通过大肠以粪便形式排出体外。就形式而言,现代医学胃肠的消化吸收作用,相当于中医"脾胃"的

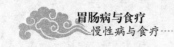

受纳运化功能。

中医脾胃的概念与作用

广义的中医脾胃是以脾胃脏腑为中心,包括大肠、小肠、脾、胃,大小肠经脉、络脉、四肢和体部肌肉,颜面、口唇五官及涎液在内的脏-腑-体-液,这一连署系统的总称。它与现代医学的消化系统、血液系统、免疫系统、泌尿系统、神经系统等功能相关。

狭义的脾胃主要指与消化吸收相关,具有受纳、腐熟和运化功能的脾、胃、大肠、小肠四个脏腑,它们是将饮食消化成食糜,再进行营养吸收的主要器官,其功能的实现是以脾胃为中心。营养物质在体内的消化、吸收及转运,是脾胃相互配合的结果,胃受纳腐熟水谷、脾将腐熟的食糜化运成精微物质,并通过脾的升清作用,在心肺的帮助下,将精微物质输送到全身各个器官、组织及细胞,从而给人体提供能量,以维持人体的正常生理功能。

脾、胃各自独立,又互相联系,胃主受纳和腐熟水谷,脾主运化而输布营养精微;脾主升清,胃主降浊,一纳一化,一升一降,共同完成水谷精微的消化、吸收、输布,从而化生气血津液,荣养周身,其为后天之本,气血生化之源。大肠、小肠为腑,亦以通降为顺。小肠司受盛化物和泌别清浊之职,调节二便水分,大肠则以吸收水液、传导糟粕为主,二者又皆隶属于脾的运化升清和胃的降浊功能,可见脾胃功能正常为水谷代谢的根本。

中医脾胃病与现代疾病的关系

脾胃系统病症,主要指因为脾胃功能受损,而发生在食管、胃、肠道的一类内科病证。常见胃痛、反酸、痞满、腹痛、腹胀、呕吐、呃逆、泄泻、便秘、痢疾、吐血、便血等。中医脾胃病包括现代医学的消化系统病变、内分泌-代谢疾病及机体亚健康状态的相关症状,通常以胃肠道病变为主,如急慢性胃炎、胃食管反流病、消化性溃疡、炎症性肠病、慢性腹泻、胃肠功能紊乱、肠易激综合征、消化不良、胃肠痉挛、不完全性肠梗阻、肠粘连、肠系膜和腹膜病变、结核性腹膜炎、腹型过敏性紫癜、泌尿系结石、急慢性胰腺炎、肠道寄生虫等。因为中医脾胃为后天之本,是生气化血之基础脏器,是人体自我修复能力强弱的体现,故一些慢性疾病,通过对脾胃功能的调节,往往可以收到意想不到的治疗效果,所以一直以来医者们都对调理脾胃很重视。

脾胃损伤的原因

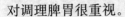 感受外邪

外感风、寒、暑、湿、燥、热等病邪,由外入里,可导致脾胃失调、气机不畅而发病。其中风寒之邪侵袭,寒性收引,可造成经脉不畅,挛缩疼痛,故寒邪所致的胃肠痉挛性疼痛比较常见;外感暑热或湿热壅滞,可造成脾胃气机失常,常会引起灼热疼痛感。应当保持规律的生活起居,养护正气,以免感受外邪。

内伤饮食

饮食不洁,暴饮暴食,食积不化,可损伤脾胃;过食肥甘或辛辣刺激食物,造成湿热内生,可伤及脾胃;过食生冷瓜果,寒湿内停,亦可影响脾胃功能。所以饮食当均衡,荤素搭配,《素问·脏气法时论》中说:"五谷为养,五果为助,五畜为益,五菜为充,气味合而服之,以补精益气。"除非有所禁忌,一般来说,蔬菜、瓜果、蛋、禽、肉、米薯都要搭配食用,不要有偏食,如偏嗜油腻煎炸食品,往往会引起消化系统疾病。并且要少饮酒,以避免助湿生热,损伤胃肠。最后要避免不洁饮食、暴饮暴食及饥饱失宜等不规律饮食,以免加重胃肠负担。

情志失调

情志是机体对外界刺激的反应,当喜则喜,当怒则怒,正常的情志反应不仅不为病,反而有益于身心健康。情志是以脏腑的功能活动为基础的,过于激烈的、持久的情志活动,往往会引起脏腑功能紊乱。忧思伤脾,影响脾胃运化功能。郁怒伤肝,肝失条达,横逆犯及脾胃,出现食欲不振、胃痛、胃胀、腹泻等病证。

脏腑虚弱

素体脾胃虚弱者,消化功能一般欠佳。脾胃久病会加重病变程度,造成肾的亏虚,肾精或肾气受损,则病情往往缠绵难愈。肺为脾的子脏,母病及子,脾胃亏虚,常导致肺金不足,可出现喘促、咳嗽、易感冒等现象。脾胃虚弱,气血生化乏源,可致肝血亏虚。脾胃虚弱,气血俱虚,心气血亦不足。可见,脾胃病变,亦可引起其他脏腑疾病。所以,培补脾胃,可以充养五脏,治疗全身疾病。

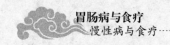

▓▶ 药物、手术外伤等原因

　　口服药物多从胃肠吸收，而达到治疗作用，有些药物或偏凉或偏热（包括西药），损伤胃肠，而导致胃肠病变。故药要对症，不能滥用。跌仆外伤，腹部术后，气滞血瘀，脉络阻塞，可致肠道病变等。

调护脾胃的食疗原则

食物亦有"四气"、"五味"之别，"五味入五脏"，要"以食为养"。《素问·至真要大论》云："夫五味入胃，各归其所喜攻，酸先入肝，苦先入心，甘先入脾，辛先入肺，咸先入肾。"因此，养生之要当以辨证为基，按食物之性，辨证取食。因此根据体质偏颇、患者的病情、食物本身的四气五味和归经，结合天时气候、地理环境、生活习惯诸多因素实行辨证施食，调理脾胃功能，增强体质，对疾病的预防、治疗及防止复发均具有重要作用。

因人体质以调脾胃

中医学定义"体质"是人体在生长、发育过程中，通过先天禀赋和后天获得两种途径，所形成的形态结构、生理功能和心理状态方面综合的、相对稳定的固有特质。王琦教授将国人体质分为平和质、气虚质、阳虚质、阴虚质、痰湿质、湿热质、血瘀质、气郁质和特禀质9种。不同体质偏颇是疾病发生发展的内在依据，由于体质各异，导致疾病的发生与转归也不尽相同。故调理脾胃当根据个体体质的不同，选择不同的药物食物，"寒者热之，热者寒之"，以纠偏颇。

因天之序以养脾胃

《黄帝内经》非常强调"顺天应时"，否则"半百而衰"。所以人们要遵从脏腑、季节、五行的"天人合一"的规律，顺应四时，调脾胃，以养生防病。以一年五时的划分，脾胃旺于长夏之季，亦是暑湿当季之时，故而在此节气调养脾胃，不但因天之机，易于培补本脏，又可因天之时，而趋湿外达，不染湿困之证；按照一年四季的划分，脾胃寄旺于四时之末，每季的最后十八天，所以每季最后十八天俱可培补脾胃之气，以达事半功倍之效；以一年12个月的地支属性，脾胃经气旺于阴历3月及4月，故亦可在3～4月间培补脾胃之气。善摄生者，当因天之时序，顺四时之变而养脾胃，借天时以长人力。

因地制宜以和脾胃

脾胃疾病的发病与地域有密切的关系，不同地域的自然环境可使某些疾病的发病率不同。我国北方高寒地区，气候寒冷，脾胃虚寒证多见；南方湖泊

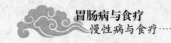

地区，气候炎热多雨，脾胃湿热证多见。所以调理脾胃当根据患者所处地理环境有所调整。北方多寒，体寒患者，就要多食温品；南方多湿，就要多食化湿之物，以除水湿。

常见健运脾胃食物的功效

平性食物

表1 平性食物功效表

食物名称	性味归经	功效	主治	使用注意
鹅肉	甘,平 入脾、肝、肺经	益气补虚,和胃止渴	脾胃虚弱,中气不足,倦怠乏力,少食虚羸,消渴等	湿热内蕴、皮肤疮毒者禁食
鹌鹑	甘,平 入心、肝、肺、胃、肾经	补益中气,强壮筋骨,止泻痢	脾胃虚弱,泄泻,下痢,小儿疳积,风湿痹痛,咳嗽	
鹌鹑蛋	甘、淡,平 入脾、胃经	补中益气,健脑	脾胃虚弱,肺痨,失眠,健忘	
猪蹄	甘、咸,平 入胃经	补气血,润肌肤,通乳汁,托疮毒	虚损,羸瘦,气血不足产后乳少,面色萎黄,痈疽疮毒	
石首鱼	甘,平 入脾、胃、肝、肾经	补脾益气,补肾,明目,止痢	病后、产后体虚,乳汁不足,肾虚腰痛,水肿,视物昏花,头痛,胃痛,泻痢	风疾、痰疾及疮疡者慎服
带鱼	甘,平 入胃经	补虚,解毒,止血	病后体虚,产后乳汁不足,疮疖痈肿,外伤出血	疥疮、湿疹等皮肤病或皮肤过敏体质者忌食
泥鳅	甘,平 入脾、肝、肾经	补益脾肾,利水,解毒	脾虚泻痢,热病口渴,消渴,小儿盗汗,水肿,小便不利,痔疮,疔疮,皮肤瘙痒	
鳜鱼	甘,平 入脾、胃经	健脾益胃,补养气血	虚劳羸瘦,脾胃虚弱,肠风便血	寒湿盛者慎用
鲫鱼	甘,平 入脾、胃、大肠经	健脾和胃,利水消肿,通血脉	脾胃虚弱,纳少反胃,产后乳汁不行,痢疾、便血,水肿,痈肿,瘰疬,牙疳	
鲤鱼	甘,平 入脾、肾、胃、胆经	健脾和胃,利水下气,通乳,安胎	胃痛,泄泻,水湿肿满,小便不利,脚气,黄疸,咳嗽气逆,胎动不安,妊娠水肿,产后乳汁稀少	风热者慎服
粳米	甘,平 入脾、胃、肺经	健脾益气,和胃除烦,止泻止痢	脾胃气虚,食少纳呆,倦怠乏力,消瘦,心烦口渴,泻下痢疾	
玉蜀黍	甘,平 入胃、大肠经	调中开胃,利尿消肿	食欲不振,小便不利,水肿,尿路结石	脾胃虚弱者,食后易腹泻
番薯	甘,平 入脾、肾经	补中和血,益气生津,宽肠胃,通便秘	脾虚水肿,便泄,疮疡肿毒,大便秘结	湿阻中焦,气滞食积者慎服,易胀气

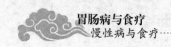

续表

食物名称	性味归经	功效	主治	使用注意
马铃薯	甘,平 入胃、大肠经	和胃健中,解毒消肿	胃痛,疖腮,痈肿,湿疹,烫伤	脾胃虚寒易腹泻者应少食;发芽的马铃薯因含有龙葵碱,故不宜食用
芋头	甘、辛,平 入胃经	健脾补虚,散结解毒	脾胃虚弱,纳少乏力,消渴,瘰疬,腹中癖块,肿毒,赘疣,鸡眼,疥癣,烫火伤等	多食滞气困脾,生则有毒,麻舌
黄大豆	甘,平 入脾、胃、大肠经	宽中导滞,健脾利水,解毒消肿	食积泻痢,腹胀食呆,疮痈肿毒,脾虚水肿,外伤出血	
菠菜	甘,平 入肝、胃、大肠、小肠经	养血,止血,平肝,润燥	衄血,便血,头痛,目眩,目赤,夜盲症,消渴引饮,便秘,痔疮	体虚便溏者不宜多食
白扁豆	甘、淡,平 入脾、胃经	健脾,化湿,消暑	脾虚生湿,食少便溏,白带过多,暑湿吐泻,烦渴胸闷	不宜多食,以免壅气伤脾;健脾止泻宜炒用;消暑养胃解毒宜生用
豇豆	甘、咸,平 入脾、肾经	健脾利湿,补肾涩精	脾胃虚弱,泄泻痢疾,吐逆,肾虚腰痛,遗精,消渴,白带白浊,小便频数	气滞便结者忌用
山药	甘,平 入脾、肺、肾经	补脾,养肺,固肾益精	脾虚泄泻,食少浮肿,肺虚咳喘,消渴,遗精,带下,肾虚尿频。外用治痈肿,瘰疬	湿盛中满或有实邪、积滞者禁服
豌豆	甘,平 入脾、胃经	和中下气,通乳利水,解毒	消渴,吐逆,泄利腹胀,霍乱转筋,乳少,脚气水肿,疮痈	
蚕豆	甘、微辛,平 入脾、胃经	健脾利水,解毒消肿	食积,水肿,疮毒	
南瓜	甘,平 入肺,脾,胃经	开胃,解毒消肿	肺痈,哮证,痈肿,烫伤,毒蜂螫伤	气滞湿阻者禁服
胡萝卜	甘、辛,平 入脾、肝、肺经	健脾和中,滋肝明目,化痰止咳,清热解毒	脾虚食少,体虚乏力,脘腹痛,泻痢,视物昏花,雀目,咳喘,咽喉肿痛,麻疹,水痘,疖肿,烫火伤,痔漏	
黄芽白菜	甘,平 入胃经	通利肠胃,养胃和中,利小便	感冒,消化性溃疡出血,燥热咳嗽,咽炎声嘶等	脾胃虚寒者慎用
甘蓝	甘,平 入肝、胃经	清利湿热,散结止痛,益肾补虚	湿热黄疸,消化道溃疡疼痛,关节不利,虚损	

食物名称	性味归经	功　效	主　治	使用注意
椿叶	辛、苦，平 入脾、胃经	祛暑化湿，解毒，杀虫	暑湿伤中，恶心呕吐，食欲不振，泄泻，痢疾，痈疽肿毒，疥疮，白秃疮	气虚汗多者慎服
苣荬	苦、涩、微甘，平 入胃、小肠经	清热凉血，利湿退黄，通淋排石	热病烦满，黄疸，肠炎，痢疾，浮肿，尿路结石，痔疮出血	本品苦涩而降，脾胃虚寒者慎服
蘑菇	甘，平 入肠、胃、肺经	健脾开胃，平肝提神	饮食不消，纳呆，乳汁不足，高血压症，神倦欲眠	气滞者慎服
香菇	甘，平 入肝、胃经。	扶正补虚，健脾开胃，祛风透疹，化痰理气，解毒，抗癌	正气衰弱，神倦乏力，纳呆，消化不良，贫血，佝偻病，高血压，高脂血症，慢性肝炎，盗汗，小便不禁，水肿，麻疹透发不畅，荨麻疹，毒菇中毒，肿瘤	脾胃寒湿气滞者禁服
猴头菌	甘，平 入脾、胃经	健脾养胃，安神，抗癌	体虚乏力，消化不良，失眠，胃与十二指肠溃疡，慢性胃炎，消化道肿瘤	
黑木耳	甘，平 入肺、脾、大肠、肝经	补气养血，润肺止咳，止血，降压，抗癌	气虚血亏，肺虚久咳，咯血，衄血，血痢，痔疮出血，妇女崩漏，高血压，眼底出血，跌打伤痛	虚寒溏泻者慎服
银耳	甘、淡，平 入肺、胃、肾经	滋补生津，润肺养胃	虚劳咳嗽，痰中带血，津少口渴，病后体虚，气短乏力	
青梅	酸，平 入肺、胃、大肠经	生津利咽，涩肠止泻	咽喉肿痛，津伤口渴，泄泻，痢疾	不可多食久食；胃痛呕酸者忌食
橘	甘、酸，平 入肺、胃经	开胃理气，生津润肺 橘饼：止嗽，止痢，疏肝解郁	咳嗽痰多，胸闷，消渴，呃逆，呕吐	不可多食，阴虚燥咳及咯血、吐血者慎用
大枣	甘，平 入心、脾、胃经	补中益气，养血安神，调和药性	脾虚体弱，倦怠乏力，食欲不振，气血不足，心烦不寐等	
菠萝	甘、微酸，平 入胃、肾经	止渴解烦，醒酒益气	消化不良，腹泻，伤暑，身热烦渴等症	
椰子	种子：微甘，平 瓤：甘，平 浆：甘，凉 入心、脾经	种子：补脾益肾，催乳 瓤：益气健脾，杀虫，消疳 浆：生津，利尿，止血 壳：祛风，止痛，利湿，止痒	种子：脾虚水肿，腰膝酸软，产妇乳汁减少 瓤：疳积，姜片虫病 浆：口干烦渴，水肿，吐血 壳：筋骨痛，心胃疼痛	

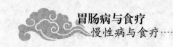

续　表

食物名称	性味归经	功　效	主　治	使用注意
橄榄	甘、酸、涩、平入肺、胃经	清热解毒,利咽化痰,生津止渴,健胃消食,除烦醒酒	咽喉肿痛,肺热咳嗽,河豚中毒,饮酒过度,鱼骨鲠咽喉,消化不良等	
黑芝麻	甘,平入肝、脾、肾经	补益肝肾,养血益精,润肠通便	肝肾不足所致的头晕耳鸣、腰脚痿软、须发早白、肌肤干燥,肠燥便秘,妇人乳少,痈疮湿疹,风癫疬疡,小儿瘰疬,汤火伤,痔疮	脾虚便溏者禁服
落花生	甘,平入脾、肺经	健脾养胃,润肺化痰	脾虚不运,反胃不舒,乳妇奶少,脚气,肺燥咳嗽,大便燥结	体寒湿滞及肠滑便泄者慎服
莲子	甘、涩、平入脾、肾、心经	补脾止泻,益肾固精,养心安神	久泻,久痢,遗精,滑泄,小便不禁,妇人崩漏带下,心神不宁,惊悸,不眠	中满痞胀、大便燥结者慎服
芡实	甘、涩、平入脾、肾经	固肾涩精,补脾止泻	遗精,白浊,带下,小便不禁,大便泄泻	大小便不利者禁服;食滞不化者慎服
榧子	甘、涩、平入大肠、胃、肺经	杀虫,消积,润燥	肠道寄生虫病,小儿疳积,肺燥咳嗽,肠燥便秘,痔疮	脾虚泄泻及肠滑大便不实者慎服
南瓜子	甘,平入大肠经	杀虫,下乳,利水消肿	绦虫、蛔虫、血吸虫、钩虫、蛲虫病,产后缺乳,产后手足浮肿,百日咳,痔疮	
栗子	甘、微咸,平入脾、肾经	益气健脾,补肾强筋,活血消肿,止血	脾虚泄泻,反胃呕吐,脚膝酸软,筋骨折伤肿痛,瘰疬,吐血,衄血,便血	食积停滞、脘腹胀满痞闷者慎服
蜂蜜	甘,平入脾、胃、肺、大肠经	调补脾胃,缓急止痛,润肺止咳,润肠通便,润肤生肌,解毒	脘腹虚痛,肺燥咳嗽,肠燥便秘,目赤,口疮,溃疡不敛,风疹瘙痒,水火烫伤,手足皲裂	痰湿内蕴、中满痞胀及大便不实者禁服
白砂糖	甘,平入脾、肺经	和中缓急,生津润燥	中虚腹痛,口干燥渴,肺燥咳嗽	湿重中满者慎服
花生油	甘,平入肺、脾、大肠经	润燥滑肠去积	蛔虫性肠梗阻,胎衣不下,烫伤	腹泻者慎服
芸薹子油	辛、甘、平入肺、胃经	解毒消肿,润肠	风疮,痈肿,汤火灼伤,便秘	便溏者慎服

温性食物

表2　温性食物功效表

食物名称	性味归经	功　效	主　治	使用注意
鸡肉	甘，温 入脾、胃经	温中益气，补精填髓	虚劳羸瘦，食少，泄泻，下痢，消渴，水肿，小便频数，崩漏带下，产后乳少，病后虚弱等	实证、邪毒未清者慎服
牛肉	甘，温 入脾、胃经	补脾胃，益气血，强筋骨	脾胃虚弱，气血不足，虚劳羸瘦，腰膝酸软，消渴吐泻，痞积，水肿	阴虚内热、素多痰火及热病后者慎食
牛肚	甘，温 入脾、胃经	补虚羸，健脾胃	病后虚羸，气血不足，消渴，风眩，水肿	
猪肝	甘，苦，温 入脾、胃、肝经	养肝明目，补气健脾	肝虚目昏，夜盲，脾胃虚弱，小儿疳积，脚气浮肿，水肿，久痢脱肛，带下	
猪肚	甘，温 入脾、胃经	补虚损，健脾胃	虚劳羸瘦，咳嗽，脾虚食少，消渴，小便频数，泄泻，水肿脚气，妇人赤白带下，小儿疳积	感冒未愈、胸腹痞胀者，均忌服
羊奶	甘，微温 入心、肺经	补虚润燥，和胃，解毒	虚劳羸瘦，消渴，反胃呕逆，口疮	痰湿积饮者慎服
鹅蛋	甘，温 入脾、胃经	补五脏，补中气	虚羸，消渴	
鳝鱼	甘，温 入肝、脾、肾经	益气血，补肝肾，强筋骨，祛风湿	虚劳，疳积，阳痿，腰痛，腰膝酸软，风寒湿痹，产后淋沥，久痢脓血，痔瘘，臁疮	虚热及外感病患者慎服
糯米	甘，温 入脾、胃、肺经	补中益气，健脾止泻，缩尿，敛汗，解毒	脾胃虚寒泄泻，消渴尿多，自汗，痘疮，痔疮等	湿热痰火及腹胀者禁服
高粱	甘，涩，温 入脾、胃、肺经	健脾止泻，化痰安神	脾虚泄泻，霍乱，消化不良，痰湿咳嗽，失眠多梦	
葱白	辛，温 入肺、胃经	发表，通阳，解毒，杀虫	感冒风寒，阴寒腹痛，二便不通，痢疾，疮痈肿痛，虫积腹痛	表虚多汗者慎服

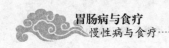
食物名称	性味归经	功　效	主　治	使用注意
刀豆	甘,温 入脾、胃、肾经	温中下气,益肾补元	虚寒呃逆,肾虚腰痛	胃热患者禁服
韭菜	辛,温 入肾、胃、肺、肝经	补肾,温中,行气,散瘀,解毒	肾虚阳痿,胃寒腹痛,噎膈反胃,胸痹疼痛,衄血,吐血,尿血,痢疾,痔疮,痈疮肿毒,跌打损伤	阴虚内热及疮疡、目疾患者慎食
芥菜	辛,温 入肺、胃、肾经	利肺豁痰,消肿散结	寒饮咳嗽,痰滞气逆,胸膈满闷,砂淋,石淋,冻疮	目疾,疮疡,痔疮,便血及阴虚火旺者慎食
胡荽	辛,温 入肺、脾、肝经	发表透疹,消食开胃,止痛解毒	风寒感冒,麻疹、痘疹透发不畅,食积,脘腹胀痛,呕恶,脱肛,丹毒,疮肿初起,蛇伤	疹出已透或未透出而热毒壅滞,非风寒外袭者禁服
芜菁	辛、甘、苦,温 入胃、肝经	消食下气,解毒消肿	宿食不化,心腹冷痛,咳嗽,疔毒痈肿	
洋葱	辛、甘,温 入肺经	健胃理气,解毒杀虫,降血脂	食少腹胀,创伤,溃疡,滴虫性阴道炎,高脂血症	多食易目糊;热病后不宜进食;瘙痒性皮肤病患者忌食
茴香	甘、辛,温 入肝、肾、膀胱、胃经	温肾暖肝,行气止痛,和胃	寒疝腹痛,脘腹冷痛,食少吐泻,胁痛,肾虚腰痛,痛经	阴虚火旺者禁服
桃	甘、酸,温 入肺、大肠经	生津润肠,活血消积;益气血,润肤色	津伤肠燥便秘,瘀血肿块;气血不足,阴虚盗汗	不宜多食,易生内热
石榴	甘、酸、涩,温 入脾、肺经	涩肠,止血,止咳	久泻久痢,崩漏,大便出血,带下,肺痨咳嗽,音哑,口舌生疮,小便不禁	
山楂	酸、甘,微温 入脾、胃、肝经	消食健胃,行气消滞,活血止痛	肉食积滞,胃脘胀满,泻痢腹痛,瘀血经闭,产后瘀阻,心腹刺痛,疝气疼痛	
樱桃	甘、酸,温 入脾、肾经	益肾,健脾,祛湿	脾虚泄泻,肾虚腰腿疼痛,活动不灵,遗精	
桂圆	甘,温 入心、脾经	补益心脾,养血安神	气血两虚,面色无华,头昏眼花;心脾两虚,心悸怔忡,失眠健忘;脾胃虚弱食少,泄泻等	腹胀或有痰火者不宜服用
荔枝	甘、酸,温 入肝、脾经	养血健脾,行气消肿	病后体虚,津伤口渴,脾虚泄泻,呃逆,食少,瘰疬,疔肿,外伤出血	痰火积热,阴虚火旺者慎服

续　表

食物 名称	性味归经	功　效	主　治	使用注意
胡桃仁	甘、涩、温 入肾、肝、肺经	补肾益精，温肺定喘，润肠通便	腰痛脚弱，尿频，遗尿，阳痿，遗精，久咳喘促，肠燥便秘，石淋及疮疡瘰疬	痰火积热，阴虚火旺，以及大便溏泄者禁服
海松子	甘、微温 入肝、肺、大肠经	润燥，养血，祛风	肺燥干咳，大便虚秘，诸风头眩，骨节风，风痹	便溏、滑精、痰饮体质者慎服
大蒜	辛，温 入脾、胃、肺、大肠经	温中行滞，解毒，杀虫	脘腹冷痛，痢疾，泄泻，肺痨，百日咳，感冒，痈疽肿毒，肠痈，癣疮，蛇虫咬伤，钩虫病，蛲虫病，带下阴痒，疟疾，喉痹，水肿	阴虚火旺及目疾、口喉疾者慎服
生姜	辛，温 入脾、胃、肺经	散寒解表，降逆止呕，化痰止咳	风寒感冒，恶寒发热，头痛鼻塞，呕吐，痰饮喘咳，胀满，泄泻	阴虚内热及实热证者禁服
花椒	辛，温，小毒 入脾、胃、肾经	温中止痛，除湿止泻，杀虫止痒	脘腹冷痛，蛔虫腹痛，呕吐泄泻，肺寒喘咳，龋齿牙痛，阴痒带下，湿疹，皮肤瘙痒	多食易动火、耗气、损目；阴虚火旺者禁服；孕妇慎服
桂皮	辛、甘、温 入脾、胃、肝、肾经	温脾胃，暖肝肾，祛寒止痛，散瘀消肿	脘腹冷痛，呕吐泄泻，腰膝酸冷，寒疝腹痛，寒湿痹痛，瘀滞痛经，血痢，肠风，跌打肿痛等	阴虚火旺、里有实热、血热妄行者及孕妇忌服
赤砂糖	甘，温 入肝、脾、胃经	补脾缓肝，活血散瘀	产后恶露不行，口干呕哕，虚赢寒热	平素痰湿偏盛，消化不良者及肥胖症患者忌食；糖尿病患者及龋齿者忌食
酒	甘、苦、辛、温，有毒 入心、肝、肺、胃经	通血脉，行药势	风寒痹痛，筋脉挛急，胸痹，心痛，脘腹冷痛	阴虚、失血及湿热甚者禁服

凉性食物

表3　凉性食物功效表

食物 名称	性味归经	功　效	主　治	使用注意
鸭蛋	甘，凉 入心、肺经	滋阴平肝，清肺止咳，止泻	头痛、眩晕，咽喉疼痛，齿痛，咳嗽等	脾阳虚，寒湿泻痢，以及食后气滞痞闷者禁食

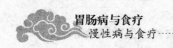

续　表

食物名称	性味归经	功　效	主　治	使用注意
鲤鱼	甘,凉 入脾、胃、肺、肾经	补脾益胃,利水消肿	身面浮肿,妊娠水肿,湿痹,脚气,产后乳少,习惯性流产,肺劳体虚,胃脘胀满,肠风及痔疮下血,疥癣	脾胃虚寒者食时宜加生姜、椒类调味和性
小麦	甘,凉 入心、脾、肾经	养心,益肾,除热,止渴	脏燥,烦热,消渴,泄泻,痈肿,外伤出血,烫伤	多食能壅气,故气滞、湿热者宜少食
大麦	甘,凉 入脾、肾经	健脾和胃,宽肠,利水	腹胀,食滞泄泻,小便不利	大麦性凉,故身体虚寒、大便溏薄者少食或不食
粟米	甘、咸,凉 入脾、胃、肾经	和中益肾,除热,解毒	反胃呕吐,腹满食少,消渴,泻痢,烫火伤。陈粟米能除烦,止痢,利小便	
绿豆芽	甘,凉 入心、胃经	清热消暑,解毒利尿	暑热烦渴,酒毒,小便不利,目翳	脾胃虚寒者
豆腐	甘,凉 入脾、胃、大肠经	泻火解毒,生津润燥,和中益气	目赤肿痛,肺热咳嗽,消渴,休息痢,脾虚腹胀	
丝瓜	甘,凉 入肺、肝、胃、大肠经	清热化痰,凉血解毒	热病身热烦渴,咳嗽痰喘,肠风下血,痔疮出血,血淋,崩漏,痈疽疮疡,乳汁不通,无名肿痛,水肿	脾胃虚寒或肾阳虚弱者不宜多服
茄子	甘,凉 入脾、胃、大肠经	清热,活血,消肿	肠风下血,热毒疮痈,皮肤溃疡	体质虚冷之人,慢性腹泻者不宜多食
莱菔	辛、甘,凉;熟煮甘,平 入脾、胃、肺、大肠经	消食,下气,化痰,止血,解渴,利尿	消化不良,食积胀满,吞酸,吐食,腹泻,痢疾,便秘,痰热咳嗽,咽喉不利,咯血,吐血,衄血,便血,消渴,淋浊。外治疮疡,损伤瘀肿,烫伤及冻疮	脾胃虚弱,大便溏薄者不宜多食、生食
水芹	辛、甘,凉 入肺、肝、膀胱经	清热解毒,利尿,止血	感冒,暴热烦渴,吐泻,浮肿,小便不利,淋痛,尿血,便血,吐血,衄血,崩漏,经多,目赤,咽痛,喉肿,口疮,牙疳,乳痈,痈疽,瘰疬,痄腮,带状疱疹,痔疮,跌打伤肿	脾胃虚寒者慎服

续　表

食物名称	性味归经	功　效	主　治	使用注意
莙荙菜	甘,凉 入肺、胃、大肠经	解热除烦,生津止渴,清肺消痰,通利肠胃	肺热咳嗽,消渴,便秘,食积,丹毒,漆疮	脾胃虚寒,大便溏薄者慎服
金针菜	甘,凉 入肝、肾经	清热利湿,宽胸解郁,凉血解毒	小便短赤,黄疸,胸闷心烦,少寐,痔疮便血,疮痈	脾胃虚寒者慎服
茼蒿	辛、甘,凉 入心、脾、胃经	和脾胃,消痰饮,安心神	脾胃不和,二便不通,咳嗽痰多,烦热不安	泄泻者禁用
荠菜	甘、淡,凉 入肝、脾、膀胱经	凉肝止血,平肝明目,清热利湿	吐血、衄血、咯血、尿血、崩漏,目赤疼痛,眼底出血,高血压病,赤白痢疾	
柿子	鲜柿:甘、涩,凉 柿饼:甘、平,微温 柿霜:甘,凉 入心、肺、大肠经	鲜柿:清热润肺,生津止渴,解毒 柿饼:润肺,止血,健脾,涩肠 柿霜:润肺止咳,生津利咽,止血	鲜柿:肺热咳嗽、吐血、热病口渴、口疮、热痢、便血 柿饼:咯血、吐血、便血、尿血、脾虚消化不良、泄泻、痢疾、咽干声音嘶哑、颜面黑斑 柿霜:肺燥干咳、咽喉干痛、口舌生疮、吐血、咯血、消渴	不可过量食用,以免引起腹胀;阳虚体弱者或妇女产后、便秘、血虚、脾胃虚寒者,不宜食用
枇杷	甘、酸,凉 入肺、脾经	生津止渴,化痰止咳,降逆止呕	肺热咳嗽,胃热口干,胃气不足,呕逆食少	
无花果	甘,凉 入肺、胃、大肠经	清热生津利咽,健脾开胃清肠,解毒消肿	咽喉肿痛,肺燥咳嗽,声嘶,食欲不振,肠热便秘,泄泻,痢疾,热毒壅盛痈疮肿毒等	
苹果	甘、酸,凉 入脾、胃、心经	益胃生津,除烦,醒酒	脾胃虚弱,食后腹胀,泄泻;津液不足,口干口渴,饮酒过多	
草莓	甘、微酸,凉 入脾、胃经	清凉止渴,健胃消食	口渴,咽喉不利,干咳无痰,消化不良,食欲差	
柠檬	甘、酸,凉 入胃、肺经	生津解暑,和胃安胎,化痰	暑热伤津,中暑烦渴,食欲不振,脘腹痞胀,肺燥咳嗽,妊娠呕吐	胃酸过多者忌食
菱	甘,凉 入脾、胃经	健脾益胃,除烦止渴,解毒	脾虚泄泻,暑热烦渴,消渴,饮酒过度,痢疾	脾胃虚寒、气滞者慎服
罗汉果	甘,凉 入肺、脾经	清热润肺,生津止渴,滑肠通便	肺火燥咳,咽痛失音,津伤口渴,肠燥便秘	
麻油	甘,凉 入大肠经	润肠通便,解毒生肌	肠燥便秘、蛔虫、食积腹痛、疮肿、溃疡、疥癣、皮肤皲裂等	多食则生痰动气

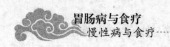

寒性食物

表 4　寒性食物功效表

食物名称	性味归经	功　效	主　治	使用注意
猪肉	甘,微寒 入脾、胃、肾经	补肾滋阴,润燥,益气养血,消肿	肾虚羸瘦,血燥津枯,燥咳,消渴,便秘,虚肿	湿热、痰滞内蕴者慎服
兔肉	甘,寒 入脾、肝、大肠经	健脾补中,凉血解毒	儿童、孕妇、老年人、病后脾虚体弱、气血不足、营养不良、疲乏无力、饮食减少等;脾虚气弱,体倦乏力;气阴虚有虚热、虚火、阴虚阳亢之证;胃热消渴;反胃吐食;肠热便秘,肠风便血;湿热痹证;丹毒;肌肤干燥等	脾胃虚寒者不宜服
牛奶	甘,微寒 入心、肺、胃经	补虚损,益肺胃,养血,生津润燥,解毒	虚弱劳损,反胃噎膈,消渴,血虚便秘,气虚下痢,黄疸	脾胃虚寒、冷痰积饮者慎服
紫菜	甘、微寒 入肺、脾、膀胱经	化痰软坚,利咽,止咳,养心除烦,利水除湿	瘿瘤,咽喉肿痛,咳嗽,烦躁失眠,脚气,水肿,小便淋痛,泻痢	脾胃虚寒、腹痛便溏者忌食
荞麦	甘,微酸,寒 入脾、胃、大肠经	健脾消积,下气宽肠,解毒敛疮	肠胃积滞,泄泻,痢疾,白浊,带下,自汗,盗汗,疱疹,丹毒,痈疽,发背,瘰疬,烫火伤	不宜久服;脾胃虚寒者忌服
薏苡仁	甘、淡,微寒 入脾、胃、肺经	利湿健脾,舒筋除痹,清热排脓	水肿,脚气,小便淋沥,湿温病,泄泻,带下,风湿痹痛,筋脉拘挛,肺痈,肠痈,扁平疣	
赤小豆	甘、酸,微寒 入心、小肠、脾经	利水消肿退黄,清热解毒消痈	水肿,脚气,黄疸,淋病,便血,肿毒疮疡,癣疹	阴虚津伤者慎用
绿豆	甘,寒 入心、肝、胃经	清热,消暑,利水,解毒	暑热烦渴,感冒发热,霍乱吐泻,痰热哮喘,头痛目赤,口舌生疮,水肿尿少,疮疡痈肿,风疹丹毒,药物及食物中毒	脾胃虚寒者慎服
冬瓜	甘、淡,微寒 入肺、大肠、小肠、膀胱经	利尿,清热,化痰,生津,解毒	水肿胀满,淋证,脚气,痰喘,暑热烦闷,消渴,痈肿,痔漏;并解丹石毒、鱼毒、酒毒	脾胃虚寒者不宜过食

续 表

食物名称	性味归经	功 效	主 治	使用注意
越瓜	甘,寒 入胃、小肠经	除烦热,生津液,利小便	烦热口渴,小便不利,口疮	脾胃虚寒者慎服
苦瓜	苦,寒 入心、脾、肺经	祛暑涤热,明目,解毒	暑热烦渴,消渴,赤眼疼痛,痢疾,疮痈肿毒	脾胃虚寒者慎服
番茄	酸,甘,微寒 入肝、脾、胃经	生津止渴,健胃消食	口渴,食欲不振	胃寒者慎服
苋菜	甘,微寒 入大肠、小肠经	清热解毒,通利二便	痢疾,二便不通,蛇虫蜇伤,疮毒	慢性腹泻、脾虚便溏者慎服
蕹菜	甘,寒 入肠、胃经	凉血清热,利湿解毒	鼻衄,便血,尿血,便秘,淋浊,痔疮,痈肿,蜇伤,蛇虫咬伤	脾虚泄泻者不宜多食
莙荙菜	甘,苦,寒 入肺、肾、大肠经	清热解毒,行瘀止血	时行热病,痔疮,麻疹透发不畅,吐血,热毒下痢,闭经,淋浊,痈肿,跌打损伤,蛇虫伤	脾虚泄泻者禁服
冬葵叶	甘,寒 入肺、大肠、小肠经	清热,利湿,滑肠,通乳	肺热咳嗽,咽喉肿痛,热毒下痢,湿热黄疸,二便不通,乳汁不下,疮疖痈肿,丹毒	脾虚肠滑者禁服;孕妇慎服
落葵	甘,酸,寒 入心、肝、脾、大肠、小肠经	滑肠通便,清热利湿,凉血解毒,活血	大便秘结,小便短涩,痢疾,热毒疮疡,跌打损伤	脾胃虚寒者、孕妇慎服
茭白	甘,寒 入肝、脾、肺经	解热毒,除烦渴,利二便	烦热,消渴,二便不通,黄疸,痢疾,热淋,目赤,乳汁不下,疮疡	脾虚泄泻者慎服
毛笋	甘,寒 入胃、大肠经	化痰,消胀,透疹	食积腹胀,痘疹不出	脾胃虚弱者慎服
马齿苋	酸,寒 入大肠、肝经	清热解毒,凉血止痢,除湿通淋	热毒泻痢,热淋,尿闭,赤白带下,崩漏,痔血,疮疡痈疖,丹毒,瘰疬,湿癣,白秃	脾虚便溏者及孕妇慎服
蕨	甘,寒 入肝、胃、大肠经	清热利湿,降气化痰,止血	感冒发热,黄疸,痢疾,带下,噎膈,肠风便血,风湿痹痛	不宜生食、久食;脾胃虚寒者慎服
香蕉	甘,寒 入脾、胃、大肠经	清热解毒,润肺滑肠	温热病烦渴,大便秘结,痔疮出血,肺热燥咳	脾胃虚寒者慎服

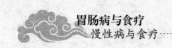

续　表

食物名称	性味归经	功　效	主　治	使用注意
甘蔗	甘,寒 入肺、脾、胃经	清热生津,润燥下气,解毒	肺热咽喉肿痛;肺阴虚,肺燥虚热,干咳少痰,咯血;胃热津伤,干呕频频,口渴,大便燥结;伤暑心烦口渴,酒中毒等	脾胃虚寒者慎服
桑椹	甘、酸,寒 入肝、肾经	滋阴养血,补肝益肾,生津润肠	精血亏损,须发早白,脱发,头晕眼花,耳鸣失聪,失眠多梦,神疲健忘;津伤口渴及消渴;肠燥便秘	脾胃虚寒、便溏者忌食
芒果	甘、酸,微寒 入肺、胃经	益胃生津,止呕,止咳	口渴,呕吐,食少,咳嗽	
甜瓜	甘,寒 入心、胃经	清暑热,解烦渴,利小便; 瓜子:化瘀散结,生津润燥,驱虫	暑热烦渴,小便不利,暑热下痢腹痛	脾胃虚寒、腹胀便溏者忌服
西瓜	甘,寒 入心、胃、膀胱经	清热解暑,除烦止渴,利小便	暑热烦渴,热病伤津,小便不利,咽喉肿痛,口疮,目赤肿痛	脾胃寒湿者慎用
中华猕猴桃	酸、甘,寒 入胃、肝、肾经	清热止渴,健胃,通淋	烦热消渴,肺热干咳,湿热石淋,消化不良,痔疮	脾胃虚寒者慎服
柚	甘、酸,寒	消食,化痰,醒酒	饮食停滞,消化不良,酒醉	

热性食物

表5　热性食物功效表

食物名称	性味归经	功　效	主　治	使用注意
羊肉	甘,热 入脾、胃、肾经	健脾温中,补肾壮阳,益气养血	脾胃虚寒,纳少反胃;气血亏虚,虚劳羸瘦;肾阳亏虚,腰膝酸软,阳痿,寒疝,产后虚羸少气,缺乳	外感时邪或有宿热者禁服
狗肉	咸、酸,热 入脾、胃、肾经	温补脾胃,强肾壮阳填精	肾虚遗尿、小便频数、早泄、阳痿不举、老年体弱、腰酸足冷、脾胃虚弱、腹胀、浮肿等症	阴虚内热、素多痰火及热病后者慎食

续 表

食物名称	性味归经	功 效	主 治	使用注意
鹿肉	甘,热 入脾、肾经	补肾助阳,益气养血,祛风	虚劳羸瘦,腰酸膝软,阳痿,中风等	素有痰热,胃中有火,阴虚火旺吐血者慎服
辣椒	辛,热 入脾、胃经	温中散寒,下气消食	胃寒气滞,脘腹胀痛,呕吐,泻痢,风湿痛,冻疮	阴虚火旺及诸出血者禁服
胡椒	辛,热 入胃、大肠、肝经	温中散寒,下气止痛,止泻,开胃,解毒	胃寒疼痛,呕吐,受寒泄泻,食欲不振,中鱼蟹毒	热病及阴虚有火者禁服

常见胃肠病的膳食方

口腔溃疡

口腔溃疡又称为口疮,是发生在口腔黏膜上的表浅性溃疡,大小可从米粒至黄豆大小成圆形或卵圆形,溃疡面为凹、周围充血,可因刺激性食物引发疼痛。

根据临床表现分为如下中医证型:

外感时毒证:多发于外感后 1～2 天,伴有外感症状。初起口腔黏膜局部充血、红肿,微痛,舌尖或唇内出现粟粒样小红点或小疱疹,12 小时内疱疹溃破,呈表浅溃疡,边界清楚。

脾胃积热证:症见口舌多处糜烂生疮,疮面红肿,灼热疼痛,甚则口臭牙龈肿痛,伴口渴多饮,尿黄便秘,舌红,苔黄。

脾胃虚弱证:症见口舌生疮反复发作,疮面色淡凹陷,伴神疲气短,不思饮食,四肢不温,大便稀溏,舌淡,苔白。

心肾阴虚证:症见溃疡颜色鲜红,数量多,形状不一,大小不等,疼痛昼轻夜重,伴心悸心烦,失眠多梦,健忘,眩晕耳鸣,腰膝酸痛,咽干口燥,小便短黄,舌红,苔薄。

■▶ 饮食原则

宜:① 多吃新鲜的蔬菜、水果。② 多吃含优质蛋白质的食物。③ 多吃富含粗纤维的食物。

忌:① 忌食刺激性调味品。② 忌食粗糙坚硬的食物。③ 忌食辛辣、烧烤、油炸食品。

■▶ 食疗饭(粥)

外感时毒证

小麦粥(饭):小麦(100 克)淘净,煮粥或作饭。

脾胃积热证

大麦粳米煮粥:大麦(60 克)、粳米(100 克)淘洗干净,浸泡半小时,泡软后,

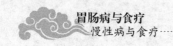
煮粥。

莲子赤豆薏苡仁粥：莲子(20克)、赤豆(35克)、薏苡仁(35克)淘洗干净，浸泡半小时，泡软后，与粳米(70克)煮粥。

脾胃虚弱证

栗子粳米粥：栗子(60克)去壳，洗净后劈开，备用；粳米(100克)淘洗干净后，与栗子混匀，加水(1 000毫升)煮至米烂汤稠成粥。

高粱粥：高粱米(60克)淘洗干净后，浸泡1小时；加水(1 000毫升)煮至米烂汤稠成粥。

心肾阴虚证

小米粥：小米(100克)淘洗干净后；加水(1 200毫升)煮至米烂汤稠成粥。

黑赤豆粥：黑豆(20克)、赤豆(35克)淘洗干净，浸泡半小时后，与粳米(100克)加水(1 200毫升)煮至米烂汤稠成粥。

▌▶ 食疗菜

外感时毒证

鱼腥草拌莴笋：鱼腥草(100克)摘去杂质老根，淘洗干净，用沸水略焯后捞出，加食盐(1克)拌和腌渍待用。鲜莴笋(500克)摘去叶子、去皮、冲洗之后，切成3～4厘米的节段，再切成丝，用食盐(1克)腌渍滤水待用。莴笋丝放在盘内，加入鱼腥草，再加入酱油(15克)、味精(0.5克)、麻油(15克)合匀入味即成。

炒水芹：水芹(250克)洗净，去根及叶，浸泡片刻捞出控净水，切成长3～4厘米节段。锅烧热，将油倒入锅内，待油热，水芹下锅，炒出香味后，放入甜椒(50克)，随即将盐(5克)、味精(5克)放入，稍炒即可。

脾胃积热证

炒豆芽：绿豆芽(250克)洗净，去泥沙，浸泡片刻后捞出控净水；锅烧热，将油倒入锅内，青椒(10克)同时下锅，待炒出香味后，将绿豆芽下锅，随即加入盐(5克)、味精(5克)，稍炒即可。

绿豆芽拌粉皮：绿豆芽(100克)去根，洗净，放入开水内焯一下，再放入凉水内投凉,沥去水分。将粉皮(150克)在凉水内泡软后切成丝,放入开水锅内焯透、投凉,和豆芽放在一起。加入盐(5克)、酱油(5克),调拌均匀后放入盘内,洒上香油(20克)后上桌。

脾胃虚弱证

炒蒜苗(阳气不足者更适合):青蒜苗(350克)洗净,切成3厘米长的节段。大葱(10克)切成丝。锅内加花生油(40克)烧热,放入葱丝炝锅,再倒入青蒜苗翻炒,撒入盐(4克)、味精(2克)炒匀,出锅装盘即成。

桂花栗子羹:栗子(鲜250克)切成两半,放入水锅中,煮至皮壳能剥开捞出,剥去壳和皮,放入碗中上笼,盖严笼帽,蒸至酥透出笼,冷后切成粒。红枣(鲜50克)蒸酥后去皮和核。锅洗净,放入水一大碗,放入白糖(150克)、栗子粒、红枣,烧滚至白糖完全溶于水中,放小火略微焖一会儿,放入糖桂花(5克),淀粉(5克)加水调成水淀粉后洒入锅中,勾成透明样薄芡,出锅即可。

心肾阴虚证

上汤煨活鲍:活鲍鱼(200克)取出脯肉,刷去黑膜,冲洗干净,加盐(3克)、清鸡汤(1 000毫升),放入压力锅中封盖烧开,再用小火焖12分钟。油菜心(30克)和滑子菇(80克)用开水汆出,放入汤盅。勺中加鲍鱼原汁和上汤调味烧沸,淋明油即成。

银芽炒蛋:绿豆芽(250克)洗净,控水,切段。淀粉(4克)加水调成水淀粉。鸡蛋(150克)磕入碗内,加入盐(3克)、水淀粉、植物油(15克)搅匀。生姜去皮、切成细丝。炒锅内加油烧热,入生姜丝煸炒出香味,放入绿豆芽炒至七成熟,加入盐,再放入韭黄段炒匀,出锅后倒入蛋液内,搅拌均匀。锅内加油(15克)烧热,倒入豆芽鸡蛋液,迅速翻炒至熟即可。

▮▶ 药茶

外感时毒证

鱼腥草汤:鱼腥草(100克)洗净,倒入汤锅中,加适量水,煮汤饮用。

脾胃积热证

萝卜鲜藕汁:白萝卜(200克)、鲜莲藕(500克)洗净、捣烂,用消毒纱布双层

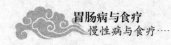
绞取汁液,每日数次取适量含于口中,片刻后咽下。

绿豆赤豆汤:绿豆(100 克)、赤豆(60 克)用水洗净,浸泡 1~2 小时,加水煮汤,待豆熟,放入冰糖(5 克),代茶饮。

水芹汁:水芹(150 克)洗净、切段,加开水榨汁,加白糖(5 克)饮用。

西瓜汁:西瓜取红瓤(250 克)加凉开水榨汁饮用。

蜂蜜柠檬水:柠檬(1 个)洗净、切片,取 1~2 片,加蜂蜜(10 克)与适量凉开水混匀饮用。

脾胃虚弱证

羊乳山药羹:将淮山药(30 克)炒至微黄,研为细末。羊乳(500 毫升)煮沸后,加入山药末,调匀后食用,一日一剂。

鸡内金茶饮:鸡内金研磨与红茶冲水服用。

心肾阴虚证

银耳莲子芝麻羹:银耳(50 克),黑芝麻、枸杞(各 20 克)洗净,莲子(20 克)泡软、洗净,一起入锅,加水煮至银耳熟烂,加冰糖或白糖(5 克)溶化后食用。

生地青梅饮:生地(30 克)、石斛、甘草、青梅(各 20 克)加水适量,同煮 20 分钟,去渣取汁。

生地莲心汤:生地(30 克)、莲子心(8 克)、炙甘草(20 克)加水,一同煎煮,去渣取汁。

黑枣玫瑰羹:黑枣(100 克)去核,将玫瑰花(20 克)清洗后填入,放碗中盖好,隔水煮烂即可。可放蜂蜜(10 克)调味。

口中异味

▮▶ 临床表现

口中异味,亦称口臭、口气,表现为从口腔或其他充满空气的空腔中如鼻、鼻窦、咽,所散发出的臭气。

根据临床表现分为如下中医证型:

肺胃热盛证:多由火热之邪侵犯肺胃所致。其证除口臭外,每兼面赤身热、口渴饮冷,或口舌生疮,或牙龈肿痛、大便秘结,或咳吐痰浊或脓血,胸痛短气等。

饮食停滞证：多由过饱伤胃、饮食停滞胃中引起。其证口出酸腐臭味,脘腹胀痛,不思饮食,嗳气口臭等。

阴虚内热证：口臭而兼见鼻干,干咳,大便干结,为肺阴虚弱之候。口臭而兼见心烦不安,失眠多梦,肌肉跳动,爪甲不华,为肝之阴血亏损。口臭而兼见腰腿酸软,多梦遗精,口干咽燥,夜间尤甚,为肾阴虚损,相火妄动之证。

▶ 饮食原则

宜：① 饮食清淡,多吃含有丰富的纤维素食物,有利于清洁口腔;② 生吃某些蔬菜或喝果汁,可促进消化,进而有助于缓解口臭。

忌：① 避免吃糖和精制碳水化合物,此类食物不仅会导致龋齿,而且会使胃肠道酵母及有害菌大增。② 避免辛辣食物,葱、蒜等辛辣食物的气味用餐后容易留在口中,甚至可长达 24 小时。③ 避免熏肉制品,腊肠、熏牛肉、蒜肠等物不仅有强烈的气味,而且也不容易消化,从而导致胃内胀气,造成口臭。④ 少喝酒不抽烟,白酒、啤酒、葡萄酒、威士忌等都是需要避免的饮料,它们的残留物会附着在齿垢上及渗入消化系统,呼气时就可能吐出酒气,给人酒气熏天的不良感觉;抽烟的人口腔里总有一股烟焦油的恶臭,要想口气清新,最好戒烟。

▶ 食疗饭(粥)

肺胃热盛证及阴虚内热证

小米西芹粥：小米(100 克)淘洗干净后,加水(1 200 毫升)煮至米烂,放入切成小段的嫩西芹(20 克)至汤稠成粥。

饮食停滞证

茴香粥(食积偏寒者适用)：粳米(100 克)淘洗干净后,加水煮至半熟,放入小茴香(20 克)至汤稠成粥。

紫苏粥(海鲜食积者适用)：粳米(100 克)淘洗干净后,加水煮至半熟,放入紫苏叶(20 克)至汤稠成粥。

萝卜消食粥(米面食积者适用)：麦芽(60 克)浸泡至软;萝卜(60 克)切小块。粳米(100 克)淘洗干净后,加水煮至半熟,放入麦芽、萝卜块煮至汤稠成粥。

金橘粥(肉食积者适用)：金橘(40 克)切片、去籽,把粳米(100 克)淘洗干净后,加水煮至米半熟,放入金橘煮至汤稠成粥。

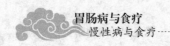
山楂粥（肉食积者适用）：山楂（40 克）洗净、去籽，把粳米（100 克）淘洗干净后，加水煮至米半熟，放入山楂煮至汤稠成粥。

葛梅粥（酒积者适用）：乌梅（10 克）、葛花（15 克）、枳椇子（15 克）洗净，加水煮取 800～1 000 毫升汤汁。粳米（100 克）淘洗干净后，放入汤汁中煮至汤稠成粥，可酌情加白糖调味。

▌▶ 食疗菜

肺胃热盛证及阴虚内热证

清炒苜蓿芽：苜蓿（250 克）摘取嫩叶，洗净备用。锅内油（15 克）烧热，下花椒（3 克）煸出香味，后倒入苜蓿翻炒。变色后加入盐（3 克）、味精（1 克），拌匀即可出锅。

凉拌芝麻海带：海带丝（150 克）用凉水浸泡 24 小时后放入盆中，加适量盐（2 克）、味精（1 克），抓拌均匀，放入酱油、香油（各 10 克）拌匀后盛入盘中，撒上白芝麻（5 克）。

脆熘海带：将水发海带（200 克）切成斜方块，撒上面粉（20 克）拌匀。锅内油（65 克）烧至六成热时，将海带放入锅中，炸至浅黄色时捞出；待油温回升至八成热时，再将海带放入锅中炸成金黄色捞起。锅内留余油（30 克），加入酱油（20 克）、精盐（2 克）、黄酒（25 克）、醋（10 克）和水（100 克）调成卤汁，烧开后淋入水淀粉（20 克）勾芡，倒入炸好的海带，并连续翻炒几下，使海带粘匀卤汁，最后淋上芝麻油（15 克）即成。

饮食停滞证

清炒萝卜：白萝卜（200 克）去皮切块，香菜（100 克）切成 2～4 厘米节段。锅烧热放入植物油（15 克）熬热，加入萝卜块炒透，加入盐（2 克）用文火炖至烂熟，再加入香菜烧开，出锅后加入味精（1 克）调味即可。

▌▶ 药茶

肺胃热盛证

柠檬饮：柠檬洗净、切片，取 2 片，同薄荷（5 克）加适量沸水冲泡，可放入冰糖（3 克）调味口服，糖不宜多加，以免加重口气。

茉莉薄荷茶：取薄荷、茉莉花(各 5 克)用开水冲泡饮用,每天 1 剂,分 2 次冲泡。

桂菊茶：取桂花、菊花(各 6 克)用开水冲泡,每天 1 剂分 2～3 次冲泡饮用。

橘皮甘草饮：橘皮、甘草(各 6 克),煮水饮用。

草香果饮：甘草 30 片,苹果 1 个切成块,香菜 20 棵,一起下锅(砂锅),放 2 碗半水煎成 1 碗左右。弃渣取其汁,稍凉后加入适量蜂蜜即可饮用。

荷叶茶：荷叶(3～5 克)加适量沸水冲泡,每天 1 剂,分 2～3 次冲泡饮用。

饮食停滞证

山楂饮(油腻高脂饮食所致者适用)：取山楂 9～12 克,煎汤代茶饮;或取新鲜金橘 5～6 枚,洗净后嚼服。

麦芽饮(米面食物所致者适用)：取炒麦芽 15～30 克煎汤服(哺乳期妇女禁用)。

神曲煎(饮酒所致者)：取神曲 15～30 克煎汤服。

阴虚内热证

蜂蜜水：蜂蜜(10 克)加凉开水冲服。

百麦石斛饮：百合、麦冬、石斛(各 10 克)泡水代茶饮。

胃食管反流病

▐▶ 临床表现

本病可出现反酸、烧心、胸骨后疼痛或不适、嗳气等典型症状,或同时出现咽喉不适、咳嗽、哮喘、头痛、目痛等食管外症状。

根据临床表现分为如下中医证型：

肝胆郁热证：烧心,反酸或口苦咽干,胸骨后灼痛,胃脘灼痛,脘腹胀满,嗳气反食,心烦易怒,嘈杂易饥,或心烦失眠。

中虚气逆证：反酸或泛吐清水,嗳气反流,胃脘隐痛,胃痞胀满,食欲不振,神疲乏力,大便溏薄。

气郁痰阻证：咽喉不适如有痰梗,胸膺不适,嗳气或反流,吞咽困难,声音嘶哑,半夜呛咳。

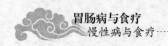

瘀血阻络证： 胸骨后灼痛或刺痛，后背痛，呕血或黑便，烧心、反酸，嗳气，胃脘隐痛，舌紫暗或有瘀斑。

■■▶ **饮食原则**

饮食要求：

宜：对于肥胖的患者，要控制饮食，平衡营养，尽快减轻体重。

忌：① 减少高脂肪膳食的摄入如巧克力、肥肉、煎鸡蛋等，烹调以煮、炖、蒸为主，少用油炸。② 少喝鲜柠檬汁、鲜桔汁、番茄汁等酸性饮料，忌浓茶、咖啡。③ 禁烟、酒。④ 避免进食过冷、过热及甜酸、辛辣等刺激性食物及流质饮食，以防疼痛症状加重，导致病情反复。⑤ 避免服用可降低食管下端括约肌张力、促进反流的药物，如钙离子拮抗剂、硝酸酯类、茶碱、异丙肾上腺素等。

起居要求：

宜：① 由于反流易发生在夜间，睡眠时应抬高床头 15～20 厘米。② 每餐后让患者处于直立位或散步，借助重力促进食物排空，但要避免剧烈运动。

忌：睡前不进食，晚餐与入睡的间隔应拉长，不得少于 3 小时，以减少夜间食物刺激泌酸。

■■▶ **食疗饭(粥)**

肝胆郁热证

小米饭：小米(160 克)淘洗干净后，浸泡 1～2 小时后倒入电饭煲内，注入清水(约 500 毫升)，煮至熟烂成饭。

粳米饭：粳米(160 克)淘洗干净后倒入电饭煲内，煮至熟烂成饭。

中虚气逆证

红萝卜粳米饭：将红萝卜(50 克)洗净，切碎，与粳米(160 克)一同放入锅中，加清水适量，煮成干饭。

秫米半夏饭：先煎半夏(10 克)，取汁去渣，放入秫米(即高粱米，100 克)，煮作饭。

气郁痰阻证

茯苓香菇饭：干茯苓(20 克)置于碗内，用冷水泡 1 小时，使其柔软，然后捣碎成粉状。香菇(2朵)用水泡开,洗净,切成细丝。粳米(150克)淘净,置于锅内,加水适量,放入香菇丝、茯苓粉,与粳米混合,煮至水将干,将青豌豆(15克)撒在饭面上,焖至饭熟。

苍术茯苓饼:苍术(100克)洗净,置于砂锅中煎煮,先用大火,后改用小火熬煎1小时,去渣留汁(约2 000毫升)。茯苓(250克)捣碎、研成细粉,放入大盆内,加入苍术汁,搅拌均匀,再放入蜂蜜(10克),搅拌至黏稠如膏,和以面粉(1 000克),制成饼,烙熟。吃剩的饼可晒干备用,临食前蒸软食用。

瘀血阻络证

赤豆绿豆饭:赤豆(20克)、绿豆(15克)浸泡变软后,与粳米(125克)一同放入锅中,加清水(500毫升)适量,煮成干饭。

▮▶ 食疗菜

肝胆郁热证

九月肉片:猪瘦肉(600克)去皮、筋后切成薄片;鲜菊花瓣(100克)用清水轻轻洗净,用凉水漂上;生姜、葱(各20克)洗净后都切成指甲大小;鸡蛋(3个)去黄留清。肉片用蛋清、盐(2克)、料酒(40克)、味精(1克)、胡椒面、淀粉调匀浆好。用盐(3克)、白糖(3克)、鸡汤(150克)、味精(1克)、水淀粉(50克)、芝麻油(3克)兑成汁。炒锅置武火上烧热,放入植物油(1 000克),待油五成热时投入肉片,滑炒后倒入漏勺滤油,锅接着上火,放进熟油(50克),待油温五成熟时,下入生姜、葱稍炒,即倒入肉片,烹入料酒炝锅,随之把兑好的汁搅匀倒入锅内,先翻炒几下,把菊花瓣倒入锅内,翻炒均匀即可。

翠衣芹菜:西瓜青色的内皮(100克)洗净后切丝;芹菜(150克)摘去叶和老杆,用清水洗净,切成3厘米长的节段(粗的要切开);葱(20克)、蒜(20克)摘选、洗净后均切成丝;将料酒(3克)、酱油(30克)、味精(3克)、淀粉(30克)、清汤(50克)兑成汁。锅烧热后放入植物油(20克),待油六成热时,把瓜皮丝、芹菜丝下锅滑透,将葱、蒜丝一起下锅翻炒,将兑好的汁沿锅倒入,最后加芝麻油(3克)翻炒均匀起锅装盘即成。

中虚气逆证

黄芪猴头乌贼煲:猴头菇(150克)洗净,用温水浸泡30分钟,削去底部的木

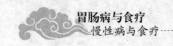

质部分,切成大片;鸡肉(200 克)用温水洗过,切成 3 厘米长、1.5 厘米宽的条块,小菜心(100 克)洗净;黄芪(30 克)、乌贼骨(30 克)一并放入砂锅内,加水浸 30 分钟,水煎取汁,药汁与药渣一并放置备用。将炒锅置旺火上烧热,倒入菜油烧至七成热,放葱段、生姜丝,煸炒出香味,下鸡块,倒入黄芪、乌贼骨及药汁,放入黄酒(30 克)、精盐(2 克)。用武火烧沸,再用文火烧 40 分钟,然后下猴头菇再煮 20 分钟,撒上胡椒粉(1 克),搅匀。捞出鸡块放在碗的底部,再捞出猴头菇片盖在上面。锅里的汤中下小菜心,略煮一下,加味精调味,倒入碗中即可食用。

气郁痰阻证

砂仁肚条:砂仁(10 克)烘脆后打成细末待用;猪肚(1 000 克)洗净,下沸水锅焯透捞出,刮掉内膜。锅中倒入清汤,放入猪肚,再下生姜(15 克)、葱白(15 克)、花椒(5 克)煮熟,撇去泡沫,捞起猪肚待冷却后切成指条状。将原汤烧开,下入猪肚条、砂仁末、胡椒粉(3 克)、料酒(50 克)、植物油(100 克),再加盐(5 克)、味精(3 克)调味,用水淀粉(20 克)勾芡、炒匀,起锅装盘即成。

萝卜杏仁煮牛肚:萝卜(500 克)切块;苦杏仁(15 克)去皮尖。牛肚(250 克)用开水烫过后切成小块,再以生姜汁(15 克)、料酒(50 克)旺火炒透。瓦锅内加水适量,放入牛肚、萝卜、杏仁,煮熟后加盐(2 克)、味精(1 克)调味即成。

瘀血阻络证

乌贼骨红花炖猪皮:乌贼骨(15 克)、红花(6 克)、猪皮(60 克)洗净,猪皮切成小块后与乌贼骨、红花同放入碗内,加适量水、植物油(5 克)、盐(2 克)、味精(1 克),隔水用文火炖至猪皮熟透即可。

▮▶ 药茶

肝胆郁热证

鸡蛋壳粉:鸡蛋壳(25 克)焙干研末,用开水送服,每日 2 次,每次 3 克。

绿豆汤:降香(10 克)煮水,去渣取汁(约 1 200 毫升)备用。绿豆(100 克)淘洗干净后,放入降香水中煮至豆烂,渴时服用。

玳玳花饮:玳玳花(3 克)用沸水冲泡,代茶饮。

中虚气逆证

山药杏仁饮：山药（30克）、杏仁（10克）熬水饮用。

气郁痰阻证

竹沥饮（痰多偏热、胸闷者适用）：竹沥（30克）开水冲泡，每日2次。

莱苏饮（痰湿中阻偏寒、胸脘痞闷者适用）：苏叶（9克）、莱菔子（9克）水煎服。

瘀血阻络证

降气花茶（痞满胸痛者适用）：厚朴花、玫瑰花（各6克）开水冲泡饮用。本病患者不宜大量饮用茶水等流质饮品，此方当以口渴时适量饮用，以免加重反流。

梅核气

■▶ 临床表现

临床表现为自觉咽中如有物梗塞，咯之不出，咽之不下，属郁病中的一种证型，梅核气的咽中梗塞感，多出现在情志不舒或注意力集中于咽部时，进食时反而顺利无梗塞感，多发于年轻女性。

根据临床表现分为如下中医证型：

痰气郁结证：咽中异物感，吞之不下，咯之不出，精神抑郁，胸部闷塞，胁肋胀满，舌苔白腻。

痰郁化热证：咽中异物感，烦躁易怒，胸胁胀满，口苦而干，或头痛、目赤、耳鸣，或嘈杂吞酸，舌红，苔黄。

瘀血阻络证：咽中异物感，精神抑郁，胸胁刺痛，头痛，失眠，健忘，或身体某部有发冷或发热感，舌紫暗或有瘀点、瘀斑。

■▶ 饮食原则

宜：多食用疏肝、柔肝之品，如乌梅、山楂、玫瑰花、梅花、开心果、佛手等。

忌：少食煎炸、炙烤之物。

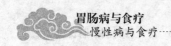

▌▶ 食疗饭(粥)

橘皮粳米粥:橘皮(20克)加水(1 000毫升)煎煮,去渣取汁。粳米(100克)淘洗干净后,加入橘皮水中煮至米熟汤稠成粥。

开元寿面:水发香菇(30克)、嫩生姜(3克)切丝;芹菜(60克)放沸水锅焯一下,切碎;豆芽(250克)洗净、去根;黄花菜(15克)切成寸段。将炒锅置中火上,倒入菜油(65克)烧至油冒烟取出待用。将面条(500克)放在沸水锅中浸透,捞起,沥干水分,然后摊开,淋上一半的熟菜油,拌匀抖松。然后将生姜丝放入稍煸,加香菇、黄花菜,翻炒,加酱油(15克)、味精(2克),加水(250克),煮沸后,即将面条、豆芽(250克)倒入锅中翻拌,加盖稍焖至熟透,拌入另一半的熟油。装盘时,在面条上铺芹菜珠。

▌▶ 食疗菜

杏仁豆腐:苦杏仁(150克)放入适量水中,带水磨成杏仁浆。将锅洗净,放入冰水(150克),加入洋菜(9克),置火上烧至洋菜溶于水中,加入白糖(60克),拌匀,再加杏仁浆拌透后,放入奶油(60克)拌匀,烧至微滚,出锅倒入盆中。冷却后,放入冰箱冻成块,即为杏仁豆腐。用刀将其划成棱子块,放入盘中,洒上糖桂花,放上菠萝蜜、橘子,浇上冷甜汤或汽水,即可食用。因本品有奶油、橘子、桂花、菠萝蜜等黏腻酸甜之品,不适合胃食管反流所致的梅核气患者服用,以免加重症状。

百果玫瑰球:红枣去皮、核(15克),与核桃仁末(15克)、青梅末(15克)、橘饼(15克)、南瓜子仁末(6克)、莲米末(15克)同猪油(30克)、白糖(30克)及适量玫瑰酱拌匀,撒干淀粉(10克),搓成丸形(10~20只)即为百果丸。鸡蛋(2个)去黄取清,入浅汤盆中,用筷子打至起细浓泡沫,加入干淀粉(30克)红米汁(100克)拌匀。锅内放入水,将百果丸放入盛有红米蛋清的浅汤盆中,隔水蒸熟,撒上白糖(3克)即可食用。

凉拌黄花菜:黄花菜(60克)用清水泡半小时左右;黄瓜(15克)、胡萝卜(20克)、生姜(10克)洗净、切丝;蒜(5克)洗净备用。锅内加入适量清水煮沸,加入少量油,将黄花菜放入沸水煮4~5分钟,煮熟后捞出放入凉开水中。再以同样的方法处理胡萝卜丝。锅中加少量油烧热,爆香生姜丝和蒜头,用油煎一下生的蚝油(15克),关小火倒入酱油(20克)。将黄花菜捞出并倒入锅内,再将胡萝卜丝及黄瓜丝一并加入,迅速拌匀,加少量芝麻油和白醋拌匀,因人而异可适当再加些其他配料。

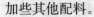 **药茶**

痰气郁结证

佛手青皮饮(气郁明显者适用)：佛手(10 克),青皮(9 克),水煎服。

佛手陈姜汤(痰结明显者适用)：佛手(15 克),陈皮(9 克),生姜(3 克),水煎服。

痰郁化热证

橘茹青果饮：橘皮(30 克)洗净后切成约 1 厘米宽的长条;竹茹(30 克)挽成 10 个小团;干柿饼(30 克)切成 0.2～0.3 厘米厚的片;生姜(3 克)洗净,切成 0.1 厘米厚的薄片待用;青果(10 克)切成 0.2～0.3 厘米厚的片。以上食材同时放入锅内,加入清水(1 000 毫升),置中火烧沸煮约 20 分钟,倒出药汁,再煎一次,合并煎液,用清洁的细纱布过滤得澄清的液体待用。药液加入适量白糖,搅匀即成。每次服 200～250 毫升。

瘀血阻络证

玫瑰花茶：绿茶、月季花、玫瑰(各 3 克),山萸肉(6 克),开水冲泡,代茶饮。

双花茶：绿萼梅、绿茶、合欢花(各 3 克),枸杞子(5 克),开水冲泡,代茶饮。

蜂蜜鸡子饮：鸡蛋(1 个)打入碗中搅匀,调入生蜂蜜(20 克)、香油数滴,早、晚空腹服。

食管肿瘤

▮▶ 临床表现

本病主要表现有吞咽食物时有哽噎感、异物感、胸骨后疼痛,或明显的吞咽困难等。临床诊断为食管癌的患者出现胸痛、咳嗽、发热等,应考虑有食管穿孔的可能。临床诊断为食管癌的患者近期出现头痛、恶心,骨痛等症状提示有向远处转移的可能。

根据临床表现分为如下中医证型：

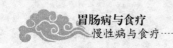

痰气阻隔证：吞咽哽噎，胸膈痞满，泛吐痰涎，病情可随情绪变化而增减，舌苔薄腻。

瘀血阻隔证：饮食难下，食入即吐，吐出物如赤豆汁，胸膈疼痛，肌肤枯燥，形体消瘦。尚可见面色暗黑，肌肤枯燥，形体消瘦，大便坚如羊屎，或便血。舌紫暗，或舌红少津。

阴虚热结证：食物吞咽不下，入而复出，形体消瘦，口干咽燥，大便干结，五心烦热。舌干红少津。

气虚阳微证：水饮不下，泛吐多量黏液白沫，形瘦神衰，畏寒肢冷，面浮足肿，舌淡。

▮▶ 饮食原则

宜：依《黄帝内经》所述，其治则应为扶正补虚，做到营养化、多样化、均衡化，"五谷为养，五果为助，五畜为益，五菜为充"。未手术患者，疾病晚期，患者可出现食管梗阻现象，可以根据梗阻程度，选用合适的流质、半流质或软食。当梗阻严重时，应给予浓缩的富含优质蛋白、糖类、脂类、维生素和无机盐成分的流质饮食。

忌：禁食炙烤腌制食物，并忌食发物：狗肉、蚕蛹、虾、蟹、螺、烟、酒等容易动风化火、生痰的食物。热盛者忌食辛热温燥之品，以免助邪。

▮▶ 食疗饭（粥）

痰气阻隔证

茯苓香菇粥：干茯苓（20克）用冷水泡1小时，使其柔软，然后捣碎成粉状；香菇（2朵）用水泡开，洗净，切成细末。粳米（150克）淘净，置于锅内，加水适量，放入香菇末，茯苓粉，青豌豆（15克），与米混合，煮至粥成。

瘀血阻隔证

赤豆豌豆粥：赤豆（50克）用冷水泡1~2小时，使其柔软；青豌豆（30克）用水泡，洗净，备用。粳米（100克）淘净，置于锅内，加水适量，放入赤豆、青豌豆，与米混合，煮至粥成。

阴虚热结证

生地粥：生地黄（鲜品，25克）细切后，用适量清水在火上熬沸约半小时，倒出汁,再熬一次。合并药液浓缩至约 100 毫升,备用。粳米(75 克)淘洗后,煮成白粥,趁热时掺入生地黄汁搅匀,食时可加冰糖少许调味。

气虚阳微证

补虚正气粥:黄芪(30 克)、人参(10 克)切片,用冷水浸泡半小时,入砂锅煎沸,煎出浓汁后将汁取出,再在锅中加入冷水如上法再煎,并取汁。合并药汁后,同粳米(90 克)加水煮粥,粥成后加白糖调味。

参苓粥:白茯苓(10 克)去黑皮,与人参(10 克)、生姜(10 克)一起水煎,去渣取汁(约 1 000 毫升)。粳米(100 克)下入药汁内煮作粥,临熟时加入少许食盐,搅匀。

荜茇胡椒粥:荜茇、胡椒(各 3 克)筛选干净,打成细末。粳米(100 克)淘洗后,倒入锅内,注入清水(1 000 毫升),煮至米烂汤稠成粥。把药末洒入粥内,边洒边搅,待洒完、搅匀后即可起锅。

▌▶ 食疗菜

痰气阻隔证

全菌鸭锅:鲜鸭(1 只)洗净,切成小块,放入沸水中煮一下,去腥捞出,在清水里冲洗干净。锅里放清水,放入鸡块,烧开后撇去浮沫,加少量料酒(15 克),下入葱、生姜、洋葱,用中火炖至鸡肉软烂。蘑菇、香菇、平菇、金针菇(各 50 克)洗净,剪去根部;香菇斜划成十字花形;蘑菇密密地切上若干刀,底部不要切断;平菇撕成条。将鸡汤倒入火锅,加盐、胡椒粉、葱、生姜、料酒烧开,放入各种菌菇、香菜(10 克)即可。用芝麻酱、芝麻油、辣油、蒜末、鲜酱油调成蘸料蘸食。

生姜枝椒鱼羹:鲜鲫鱼(1 尾,约 250 克)去鳞,剖腹去内脏,洗净。生姜(30 克)洗净、切片,与半枝莲(15 克)、胡椒(3 克)共装入纱布袋内,包扎好后填入鱼腹中,加黄酒(15 克)、食盐、水适量,用小火煨熟即成。

丝瓜毛豆:丝瓜(100 克)洗净后切片;毛豆(150 克)摘去荚,用清水洗净,备用;葱(10 克)、蒜(5 克)摘选、洗净后均切成末;酱油(10 克)、味精(2 克)、清汤兑成汁。锅烧热后倒入植物油(15 克),待油六成热时,毛豆下锅滑透,将葱、蒜丝一起下锅翻炒,将兑好的汁沿锅边倒入,待煮至毛豆八成熟,放入丝瓜片翻炒,最后加水淀粉勾芡,翻炒均匀起锅装盘即成。

凉拌笋丝海带:竹笋(100 克)、海带(60 克)用清水浸泡、洗净、切丝;黄瓜、

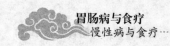

胡萝卜(各20克)洗净、切丝;生姜(10克)、蒜(5克)洗净备用。锅内加入适量清水煮沸,加少量油,竹笋丝下锅煮4~5分钟,煮熟后捞出,放入凉开水中备用。再以同样的方法处理海带丝。锅中加入少量油(10克)烧热,爆香生姜丝和蒜头,用油煎一下生的蚝油(15克),关小火倒入酱油。把冷却好的竹笋丝、海带丝捞出倒入锅内,把胡萝卜丝及黄瓜一并加入,迅速拌匀,最后加香芝麻油(5克)和白醋(5克)拌匀。

瘀血阻隔证

丹参鹅血汤:丹参(50克)、郁金(30克)分别拣杂,洗净,晒干或烘干,切成片,放入砂锅,加水适量,浓煎30分钟,过滤取其浓煎汁,备用。鹅血块(300克)、鲜嫩豆腐(150克)分别放入沸水锅中焯烫片刻,捞出,用冷水过凉,切成1.5厘米见方的小块待用。烧锅置火上,加植物油(20克)烧至六成热,加葱花、生姜末煸炒炝锅,出香后即放入鹅血丁、豆腐丁轻轻翻炒,加入鲜汤及清水用小火煨煮至沸,调入丹参、郁金浓煎汁,拌和后,煨煮20分钟,加精盐、味精、五香粉再煮至沸,以水淀粉勾薄芡即成。佐餐当汤,随意服食。饮汤汁,嚼食鹅血块、嫩豆腐。

阴虚热结证

石斛花生米:鲜石斛(50克)洗净,淘去泥沙,切成约1厘米长的节段,煮水备用;花生米(500克)洗净,沥干水气待用。锅内注入适量石斛水,放入食盐(6克)、大茴香(3克),待盐溶化后,把花生米倒入锅中,置大火上烧沸,再移至小火上煮约1.5小时,待花生米入口成粉质时即成。

虫草红枣炖甲鱼:将活甲鱼(1只)切成4大块,放入锅中煮沸,捞出,割开四肢,剥去腿油,洗净。虫草(10克)洗净;红枣(20克)用水浸泡。甲鱼放入汤碗中,上放虫草、红枣,加料酒(15克)、盐(3克)、葱段(10克)、生姜片(5克)、蒜瓣(5克)和清鸡汤适量,隔水蒸2小时,取出,拣去葱、生姜即成。

气虚阳微证

十全大补汤:取党参、炙黄芪、炒白术、酒白芍、茯苓各10克,肉桂3克,熟地、当归各15克,炒川芎、炙甘草各6克,一起装入洁净纱布袋内,扎紧备用。猪肉(500克)、墨鱼(50克)、猪肚(50克)洗净;猪杂骨适量洗净,捶破;生姜(30克)拍破备用。将猪肉、墨鱼、猪肚、猪杂骨、药袋放入锅内,加水适量,放入葱(20

克)、生姜(10克)、花椒(3克)、料酒(15克)、盐(3克),置武火上烧沸;后用文火煨炖,待猪肉、猪肚熟烂时,捞起切条,再放入汤中。捞出药袋不用,饮汤。

▉▶ 药茶

痰气阻隔证

橘皮银耳花:橘皮(15克)、银耳(20克)、茉莉花(5克)煮水服。

瘀血阻隔证

山楂桃仁饮:山楂去籽(25克)、核桃仁(50克)打碎,加水榨汁服,可放适量白糖调味。

阴虚热结证

五汁饮:梨(100克)、荸荠去皮(100克)、鲜藕(50克)、麦冬(30克)与芦根(30克,泡软)洗净后切碎,一同混合后用纱布包好,绞取其汁,或用榨汁机取汁即可。

气虚阳微证

参蓉饮:党参(15克)、肉苁蓉(15克),煮水饮用。
芪姜汤:黄芪(20克)、生姜(10克),煮水饮用。

功能性消化不良

▉▶ 临床表现

功能性消化不良必须满足以下1条或多条症状:① 餐后饱胀不适;② 早饱感;③ 上腹痛;④ 上腹烧灼感,⑤ 在排除器质性疾病基础上,没有可以解释上述症状的功能性疾病。诊断前症状出现至少6个月,近3个月满足以上标准。亚型诊断包括餐后不适综合征与上腹痛综合征。

根据临床表现分为如下中医证型:

脾胃湿热证:脘腹痞满或疼痛,口干口苦,身重困倦,恶心呕吐,小便短黄,食少纳呆,舌苔黄腻。

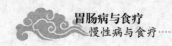

肝胃不和证：胃部胀痛，两胁胀满，每因情志不畅而发作或加重，痞塞不舒，心烦易怒，善太息，舌红，苔薄白。

脾虚气滞证：胃脘痞闷或胀痛，食少纳呆，嗳气，疲乏无力，舌淡，边有齿痕，苔薄白。

脾胃虚寒证：胃寒隐痛或痞满，喜温喜按，泛吐清水，食少纳呆，神疲倦怠，手足不温，大便溏薄，舌淡胖，苔白。

▮▶ 饮食原则

宜：① 吃容易消化的软食。② 体寒者，要食温；体热者，要食凉；体虚者，当补益。

忌：① 忌食油腻、煎炸等有碍消化的食物。② 胃胀者少食豆类、芋头、红薯、糯米等易胀气食物；反酸烧心明显者少食酸甜流质饮食；胃痛患者，少食粗糙坚硬、不易消化食物。

▮▶ 食疗饭（粥）

脾胃湿热证

白扁豆粥：先将炒白扁豆（60克）或鲜扁豆（120克）用温水浸泡一宿，再与粳米（100克）、白糖适量同煮为粥。

百合莲子粥：将莲子（50克）浸泡至软，与粳米（100克）共同煮粥，至米软后，放入百合（15克），继续熬制成粥。

肝胃不和证

鸡肝粥：粳米（150克）淘洗干净，加水煮成粥；鸡肝（50克）洗净，放在水中去血水并换水2～3次；鸡肫（50克）洗净，并在表面划数刀；生姜（3克）去皮、切丝。锅里倒入酱油（20克）和水半杯一同煮开，再放入鸡肝、鸡肫和生姜丝，开锅后改用小火煮至入味，放入韭菜花（10克）备用。将鸡杂连汤一起放入白粥中，混匀即可。

脾虚气滞证

陈皮薯蓣拨粥：陈皮（20克）煮水备用；鲜山药（100～150克）或干山药（45克）洗净，刮去外皮，捣烂。山药末同白面粉（100克）相和，加入陈皮水调成糊后入沸水中搅匀煮作面粥,再加入葱白(10克)、生姜(20克)、红糖适量,稍煮即可。

脾胃虚寒证

波蔻馄饨:白豆蔻(20克)摘净杂质,研成细末。白豆蔻末(10克)加胡椒粉(25克)、盐(10克)拌成椒盐。猪棒子骨(5 000克)洗净、打破放入锅中,加入适量清水;取适量猪皮刮洗干净,鸡(2只)经初加工后,剖腹去内脏,冲洗干净后一同放入锅内;生姜(50克)、胡椒(25克)拍破,一同放入锅内。先用旺火烧沸,撇净浮沫,改用文火炖约1.5小时,制成原汤。瘦猪肉(5 000克)冲洗干净,用绞肉机连绞4次成茸,装在盆内;生姜(50克)洗净,捣取生姜汁加入盆内,再加胡椒粉(50克)、白豆蔻末(10克)、盐适量和清水,搅拌成馅。将面粉(5 000克)倒在案板上加水适量揉成面团,擀成馄饨皮,规格为每10张约50克,也可以直接在市场上买现成的馄饨皮。将馄饨皮逐个加馅包成生坯,锅内水烧沸后,下入馄饨煮熟,另用碗放入胡椒盐少许,冲入原汤,每碗装入馄饨10个即成。

▶ 食疗菜

脾胃湿热证

烩菌宴:鲜香菇(30克)、洋菇(20克)、平菇(20克)、鲍鱼菇(20克)和胡萝卜(1根)洗净,切片备用。瘦猪肉(数片)放入干淀粉拌和上浆,加入盐,入滚水中汆烫至变色即捞出。然后将菇料入沸水中焯至半熟。炒锅内放油适量,除肉片外,其他片料入锅翻炒,肉片混拌均匀,倒入1杯开水或高汤烩出味,即下葱段(10克),加盐(3克),勾芡起锅。

肝胃不和证

菊花冬笋桂鱼羹:葱(20克)、生姜(10克)一半拍破,一半切成末;菊花摘下花瓣(因花尖有苦味),用冷开水洗净;冬笋(50克)去壳、洗净、煮熟,切成韭菜叶薄片;桂鱼(1条,约500克)宰杀,去鳞、鳃、鳍,去内脏,洗净,放在盘内,加入拍破的葱、生姜及料酒(20克),上笼用旺火蒸熟取出(原汤保留),拆下鱼肉,再掰散成小块待用。食用时,锅内放入油(25克)烧至六成热时,将葱、生姜末煸炒,入冬笋、桂鱼肉,烹料酒(20克),加入鸡汤(500毫升)、原汤、盐(2克)、味精(1克)、胡椒粉(1克)调味,用水淀粉(50克)勾芡,然后倒入搅散的鸡蛋清,烧开,装

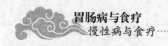
入汤盘内,淋芝麻油即成。

脾虚气滞证

陈皮油烫鸡:陈皮(25 克)洗净后切成约 5 毫米的粗丝,分成两份待用。嫩公鸡(1 只)褪净毛,去内脏,冲洗干净。生姜(10 克)、葱(10 克)洗净,拍破待用。锅内注入清水适量,下生姜、葱、花椒(2 克)、盐(2 克),置中火上烧沸,下鸡和一半的陈皮煮至再沸约 20 分钟后,捞出鸡晾凉,汤不用。锅中倒入卤汁置中火上烧沸后,将鸡下入卤汁内卤熟捞出。另用炒锅加入少许卤汁,下入冰糖(25 克)、盐(3 克)收浓成汁,调好味,抹在鸡的面上,锅刷洗干净。炒锅再置中火上,倒入菜油,炼至油泡散尽冒青烟后离火,待油温略降后将余下的陈皮撒下锅内炸酥,再将鸡用油反复淋烫,使其颜色红亮;最后,在表面上再抹层芝麻油即成。装盘后可将炸酥的陈皮丝撒在上面。

【卤汁制作方法:料包(八角、桂皮、草果各 50 克,沙姜、花椒、丁香各 25 克,甘草 50 克)放入开水(1 000 克)中,加入酱油(50 克)、料酒(500 克)、冰糖(25克)、精盐(5 克)、味精(3 克),在慢火上约煮 1 小时。卤汁制成后,最好隔日使用。】

脾胃虚寒证

参蒸鳝段:当归(5 克)、党参(10 克)洗净后切片待用;大鳝鱼(1 000 克)去内脏,用清水洗去血污,再用开水稍烫一下捞出,刮去黏液,剁去头尾,再把肉剁成 6 厘米长的段;熟火腿(150 克)切成大片,生姜(10 克)、葱(20 克)洗净后切成生姜片、葱段待用。锅内注入清水,下入一半的生姜、葱、料酒(15 克),烧沸后,把鳝鱼段放入锅内烫一下捞出,装入汤罐子内,面上放火腿、党参、当归,加入剩下的葱、生姜、料酒(15 克)、胡椒粉(2 克)、盐(6 克),灌入清鸡汤(500 克),盖好盖,把棉纸浸湿封严口,上笼蒸约 1 小时,取出启封挑出生姜、葱,加味精(2 克)调味即成。

▮▶ **药茶**

脾胃湿热证

双萝汤:白萝卜(25 克)、胡萝卜(25 克)、西兰花(15 克)洗净,切成小块,备用。海米(10 克)放入水中煮沸 3～4 分钟后,加入白萝卜、胡萝卜和西兰花,滚

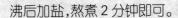

沸后加盐,熬煮 2 分钟即可。

肝胃不和证

菊花玫瑰乌龙茶:玫瑰花(15 克)、菊花(10 克)、乌龙茶(10 克)煮沸,熬制成饮。

脾虚气滞证

橘皮莲子红茶:橘皮(10 克)切丝,用水将红茶(15 克)、莲子(25 克)煮沸,然后下橘皮,熬制成饮,放入冰糖(5 克)即可。

莲豆薯饮:莲子(15 克)与扁豆(20 克)、山药(25 克),共同打汁饮用。腹胀者山药放入少量,并加入红心萝卜(15 克)。

脾胃虚寒证

生姜枣红糖饮:生姜(15 克)、大枣(10 克)、红糖(10 克)煎煮制成。

急性胃炎

▶ 临床表现

主要症状为胃脘疼痛、呕恶、脘腹胀满,纳差,嗳气,反酸,或发热,大便不调。急性起病,发病前多有外因。

根据临床表现分为如下中医证型:

饮食伤胃证:胃脘疼痛,呕吐酸腐、脘腹胀满,恶心,厌食,嗳气,大便不爽,舌红或暗红,苔厚腻。

风寒袭胃证:胃脘剧痛,吐出物清稀而无酸腐,头身疼痛,恶寒发热,口淡不渴,大便不调,或伴有肠鸣泄泻,舌淡,苔白或白腻。

浊毒犯胃证:胃脘灼热疼痛或痞闷,呕吐频繁,心烦不寐,口干口苦,便秘或腹泻,小便短赤,舌红或暗红,苔黄厚腻。

▶ 饮食原则

宜:本病多有饮食不节之诱因,发病后尤宜选择易消化、新鲜、无刺激性的食物。呕吐严重者可暂缓进食,待病情缓解后,稍予米汤小量试服,再逐渐加服

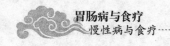

稀粥、蛋羹等品,循序渐进,以机体能够耐受,无特殊不适为度。另有平素体虚易感外邪者,尤宜调寒温、适劳逸。

忌:勿食过冷、过热、肥腻、甜粘、辛辣的食物。饮食有节,避免吸烟、酗酒、咖啡、浓茶、碳酸饮品等。

▌▶ 食疗饭(粥)

饮食伤胃证

猪脾粥:将猪脾(1 具)、猪胃(1 具)洗净、切细,与粳米(100 克)同煮为粥。

风寒袭胃证

荜茇粥:荜茇、胡椒、桂心(各 3 克)筛选干净,打成细末。粳米(300 克)淘洗后,倒入干净锅内,注入清水(约 2 000 毫升),煮至米烂汤稠成粥。把药末洒进粥内,边洒边搅,待洒完,搅匀后即可起锅。空腹服之,亦可略加盐调味。

良姜香附蛋糕:高良姜(6 克)、香附(6 克)焙干,研为极细末,鸡蛋(5 个)打入碗内搅匀,入药末及葱花(50 克)、淀粉(15 克),再加少许盐、味精和适量的清水,搅匀。花生油(130 克)入炒锅,烧成六成热,改用小火,倒入蛋浆,盖好锅盖烘 10 分钟,换另一面再烘 2 分钟即成。当点心食用。

大麦汤:大麦仁(500 克)用开水淘洗干净,放入锅内,加水适量,先用武火烧沸,再用文火煮熟。羊肉(1 500 克)洗净,与草果(5 个)一同放入锅内,加水适量熬煮,然后将羊肉、草果捞起,将汤与大麦仁粥合并,再用文火炖熬熟透。将羊肉切成小块,放入大麦汤内,加盐少许,调匀,即可食用。

浊毒犯胃证

银耳绿豆粥:银耳(10 克)、绿豆(25 克)筛选干净,浸泡备用。粳米(150 克)淘洗后,同绿豆倒入干净锅内,注入清水(约 2 000 毫升),煮至粳米八成熟,放入银耳,至米豆熟烂汤稠成粥。

薏苡仁芡实莲子粥:将主料薏苡仁、芡实、莲子筛选干净,浸泡备用。粳米淘洗后,与所有主料共同倒入干净锅内,注入清水(约 2 000 毫升),煮至熟烂汤稠成粥。

■▶ **药茶**

饮食伤胃证

山楂生麦芽茶：山楂（50克）、生麦芽（60克）加水适量，打碎榨汁，加少量红糖调味。

花生山楂汤：将花生（50克）拣净、炒熟，备用。山楂（30克）洗净，切片烘干，与花生拌和均匀，共研为细末，调入红糖（10克）即成。

风寒袭胃证

葱白生姜糖饮：葱白（15克）、生姜（10克）、红糖（10克）煮水服。

浊毒犯胃证

绿豆赤豆汤：绿豆（50克）、赤豆（30克）浸泡后，煮烂饮用。

慢性胃炎

■▶ **临床表现**

本病常见上腹部疼痛，腹胀，早饱，食欲减低，饮食减少，或伴有烧心反酸等，症状缺乏特异性。

根据临床表现分为如下中医证型：

肝胃气滞证：胃脘胀满或胀痛，胁肋胀痛，症状因情绪因素诱发或加重，嗳气频作，胸闷不舒，舌苔薄白。

脾胃湿热证：脘腹痞满，食少纳呆，口干口苦，身重困倦，小便短黄，恶心欲呕，舌红，苔黄腻脉滑或数。

脾胃气虚证：胃脘胀满或胃痛隐隐，餐后明显，饮食不慎后易加重或发作，纳呆，疲倦乏力，少气懒言，四肢不温，大便溏薄，舌淡或有齿印，苔薄白。如胃寒隐痛，喜温喜按，畏寒，为脾胃虚寒。

胃阴不足证：胃脘灼热疼痛，胃中嘈杂，似饥而不欲食，口干舌燥，大便干结，舌红少津或有裂纹，苔少或无，脉细或数。

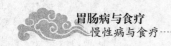

■▶ **饮食原则**

宜：① 规律饮食，定时定量，忌饥饱失宜。② 食物要当季、新鲜，所食当符合个人体质。饮食体寒者，要食温；体热者，食凉；体虚者当补益。

忌：① 忌食生冷、油腻、煎炸等有碍消化的食物。② 萎缩性胃炎患者不食腌制食物；胃胀者少食豆类、芋头、红薯、糯米等易胀气食物；反酸烧心明显者少食酸甜流质饮食；胃痛患者少食粗糙坚硬、不易消化的食物。

■▶ **食疗饭(粥)**

肝胃气滞证

扁豆佛手粥：扁豆(100 克)、佛手(30 克)、粳米(100 克)同煮粥食之。

佛手柑粥：将佛手柑(10～15 克)煎汤去渣，再入粳米(50～100 克)、冰糖适量，同煮为粥。

黑豆萝卜粥：黑豆(50 克)浸泡后，与粳米(100 克)同煮，待米八成熟时，放入白萝卜(30 克)，煮至粥成。

脾胃湿热证

绿豆南瓜粥：干绿豆(50 克)用清水淘去泥沙，滤去水，趁水未干时加入盐少许(约 3 克)拌和均匀，腌 3 分钟后用清水冲洗干净。老南瓜(500 克)削去表皮，挖去瓜瓤，用清水冲洗干净，切成约 2 厘米见方的块待用。粳米(150 克)淘洗干净，放入锅内，注入清水(约 1 000 毫升)，置武火上烧沸后，先下绿豆煮沸 2 分钟，淋入少许凉水，再沸，即将南瓜块下入锅内，盖上盖，用文火煮沸约 30 分钟，至绿豆开花即成。吃时可加食盐少许调味。

白扁豆粥：白扁豆(120 克)用温水浸泡一宿，与硬米(100 克)、少许白糖同煮为粥。

脾胃气虚证

健脾粥：莲子(30 克)、薏苡仁(20 克)、芡实(15 克)浸泡至软备用。粳米(100 克)淘洗干净，与莲子、山药(30 克)、薏苡仁、芡实、大枣(10 克)一同放入锅内，加水适量，先用武火烧开，后移文火上，煎熬至米烂，再放入味精、食盐即成。此方特别适用于便溏或大便不成形者。

白茯苓粥：粳米（100 克）淘洗干净，加茯苓粉（15 克），放入锅内，加水适量，先用武火烧开，后移文火上，煎熬至米烂，再放入味精（1 克）、食盐（2 克）、胡椒粉（0.5 克）即成。

期颐饼：生芡实（180 克）用水淘去浮皮，晒干，打细，过筛。鸡内金（90 克）打细，过筛，置盆内，加开水浸半日许。芡实粉、白面粉（250 克）、白糖适量，用浸鸡内金的水和匀，做成极薄小饼，烙成焦黄色，如饼干样。

生姜大枣粥：生姜（15 克）、大枣（20 克）、粳米（100 克）同煮粥服用。

小茴香粥（胃寒者适用）：炒小茴香（30 克）装于纱布袋内扎口，入锅加水先煮半小时或 40 分钟弃药包，再加入洗净的粳米（150 克），及适量水同煮至熟，加盐（1 克）、味精（1 克）调味即可。

胃阴不足证

百合生地粥：生地黄（15 克）细切后，用适量清水在火上熬沸约半小时，倒出汁，再熬一次。合并药液浓缩至约 100 毫升，备用。粳米（75 克）淘洗后，与百合（20 克）煮成白粥后，趁热时掺入生地黄汁搅匀，食时可加白糖少许调味。

玉竹山药鸽肉汤：将鸽子（1 只）肉切块，放砂锅中，加玉竹（15 克）、山药（20 克）、精盐、调料，加水（500 毫升），文火炖煮 60 分钟，肉熟烂后饮汤食肉。随意服食。健脾益气，滋阴止渴。

▌▶ 食疗菜

肝胃气滞证

金针菇肥牛汤：锅内下少许油（15 克），爆香葱（15 克）、生姜（5 克），放入鸡汤（800 毫升）烧开，加入金针菇（150 克）煮开，调味后下入肥牛片（200 克）煮开，添加葱丝（3 克）和香菜段（10 克），关火，出锅前撒熟芝麻（1 克）。

芦笋炒百合：将芦笋（250 克）根部去除，切斜刀；百合（100 克）将头和根部黑的部分切掉，洗净备用。芦笋在滚水中烫过，再大火急炒。锅内入油，放入百合急炒，再加入芦笋、盐（2 克）、味精（1 克）翻炒均匀即可。

脾胃湿热证

醋熘白菜：白菜（250 克）洗净，切菱形块；黑木耳（100 克）泡软、摘洗干净。锅里放油（20 克），烧至六成热，放入葱（10 克）、生姜（5 克）、蒜（5 克）煸炒，再放

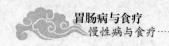

入白菜、黑木耳翻炒。加酱油(10克)、白糖(2克)、盐(2克)和醋(10克)炒匀即可。

脾胃气虚证

芪蒸鹌鹑：鹌鹑(2只)杀后沥尽血,在75℃左右的烫水中浸湿后褪尽毛、洗净,由背部剖开,除去内脏,斩去爪,冲洗干净,再入沸水焯约1分钟左右捞出待用。黄芪(10克)用湿布擦净,切成薄片,分两份夹鹌鹑腹中,再把鹌鹑放在蒸碗内,注入清汤(250毫升),用湿棉纸封口,上笼蒸约30分钟即可。取出鹌鹑,揭去纸,倒出汁,加盐(1克)、胡椒粉(1克)调味,再将鹌鹑翻在汤碗内,灌入原汁即成。

生姜橘椒鱼羹(胃虚寒者更适合)：鲜鲫鱼(1尾,约250克)去鳞,去内脏,洗净。生姜(30克)洗净,切片,与橘皮(10克)、胡椒(3克)共装入纱布袋内,包扎好后填入鱼腹中,加盐(2克)、黄酒(15克)、水适量,用小火煨熟即成。

当归羊肉羹(胃虚寒者更适合)：当归、黄芪、党参(各25克)装入纱布袋内,扎好口。将洗净的羊肉(500克)、葱(15克)、生姜(20克)、料酒(15克)、盐(3克)一起放入锅内,加水适量。置武火烧沸,再用文火煨炖,直至把羊肉炖烂即成。

胃阴不足证

桑椹醪：鲜桑椹(1 000克)洗净,捣汁,将桑椹汁与糯米(500克)共同烧煮,做成糯米干饭,待冷却后,取酒曲适量打碎,加入糯米饭内,拌匀,装入瓷盆内,加盖盖好,放置发酵数日,即成酒酿。

沙参蛋汤：沙参(30克)切成小块,鸡蛋(2个)洗净,加水适量,共煮,水沸10分钟后取蛋去壳,放入汤中再煮并加冰糖适量,5分钟后即成。取汤温热,食蛋。

▋▶ 药茶

肝胃气滞证

香橼青皮饮：香橼(15克)、青皮(15克)同煮成饮,加入冰糖调味。

双花饮：银花(500克)、菊花(500克)摘选干净,用水淘洗后放在洁净的锅内,山楂(500克)摘选后洗净,一同放在锅里,注入清水(约3 000毫升),用文火烧沸约半小时,即可起锅,滤出煎液待用。蜂蜜(250克)倒入干净的锅内,用文火加热保持微沸,炼至色微黄,黏手成丝即成,然后缓缓倒入熬成的汁内,搅拌均匀,待蜂蜜全部溶化后,用纱布二层过滤去渣,冷却后即成。

脾胃湿热证

木瓜银耳糖水:木瓜(15 克)、银耳(25 克)煮水,加冰糖(10 克)饮服。

木瓜杏仁饮:木瓜(2 个)剖半,取出果肉,放入果汁机打成泥。将杏仁粉(15 克)与糯米粉(30 克)用清水拌匀,用滤网过筛,倒入锅中,加入冰糖(10 克),用中火慢慢煮,直到冰糖完全溶化,杏仁茶煮透,再将牛奶(100 克)倒入锅中。小火略煮,边煮边搅拌,稠厚即可,食用时淋上木瓜汁。

脾胃气虚证

黄芪麦芽饮:黄芪(20 克)、麦芽(15 克)煮水服。

生姜枣茶:生姜(20 克)、大枣(10 克)、乌龙(10 克)、红糖(5 克)同煮。

胃阴不足证

玉竹麦冬饮:玉竹(20 克)、麦冬(15 克)煎汤饮。

消化性溃疡

▮▶ 临床表现

主要症状为胃脘痛(胀痛、刺痛、隐痛、剧痛及喜按、拒按),脘腹胀满,嘈杂反酸,善叹息,嗳气频繁,纳呆食少,口干口苦,大便干燥。

次要症状为性急易怒,畏寒肢冷,头晕或肢倦,泛吐清水,便溏腹泻,烦躁易怒,便秘,喜冷饮,失眠多梦,手足心热,小便黄等。

根据临床表现分为如下中医证型:

肝胃不和证:胃脘胀痛,窜及两胁,善叹息,遇情志不遂胃痛加重,嗳气频繁,口苦,性急易怒,嘈杂反酸,舌淡红,苔薄白或薄黄,胃脘痛势急迫,有灼热感,口干口苦则为郁热。

脾胃气虚证:胃脘隐痛,腹胀纳少,食后尤甚,大便溏薄,肢体倦怠,少气懒言,面色萎黄,消瘦,色淡苔白,如空腹痛重,喜暖喜按,得食痛减,畏寒,则为脾胃虚寒。

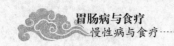

胃阴不足证：胃脘隐痛或灼痛，似饥而不欲食，口干不欲饮，口干舌燥，纳呆干呕，失眠多梦，手足心热，大便干燥，脉细数，舌红少津裂纹，少苔、无苔或剥苔。

▋▶ 饮食原则

宜：① 少量多餐，定时定量。② 宜补充充足的优质蛋白质。③ 宜食细软易消化的食物，宜多食用新鲜蔬菜和水果。④ 生活、饮食要有规律，劳逸结合得当，保证睡眠充足。要注意休息，做到起居有常，劳逸结合，避免寒冷和情志刺激。

忌：① 忌肥甘厚味。② 忌过食辛、酸及易产酸食物。③ 忌易阻气机食物等。④ 忌寒凉生冷食物等。⑤ 忌坚硬的食物。⑥ 去除溃疡病发生的诱因，如饥饱不调、烟酒及辛辣刺激饮食、过度劳累及精神抑郁、焦虑，滥用药物等。

▋▶ 食疗饭（粥）

肝胃不和证

香菇粥：先用小米（50 克）煮粥，取其汤液，再与香菇（50 克）同煮。

茉莉花粥：茉莉花（干品，3 克）用水煮开后捞出，放入洗净的粳米（60 克），煮粥，加适量白糖调味，每天酌情食用。

薏苡仁扁豆粥：薏苡仁（30 克）、白扁豆（30 克）、山药（30）、粳米（100 克）洗净，加水煮成粥，每天早、晚食用。

脾胃气虚证

山药莲肉粥：莲肉（20 克）、怀山药（25 克）、红枣（10 枚）及粳米（150 克）洗净，加水煮成粥，临熟加入适量白糖，调匀即可。

莲子糯米粥：莲子（50 克）用开水泡胀，削皮、去心，倒入锅内，加水，小火先煮半小时备用。糯米（50 克）洗净，倒入锅内，加水，旺火煮 10 分钟后倒入莲肉及汤，加入红糖（5 克），改用小火炖半小时即可。

饴糖粳米粥：粳米（50 克）淘净，煮粥，临熟加饴糖（30 克），调匀即可。

牛肉粳米粥（脾胃虚寒者更适合）：牛肉（50 克）煮熟，切薄片；山药（15 克）洗净，切片；香菇（100 克）洗净，切条。粳米（100 克）淘净，加水，与前三味共煨粥。可酌情加葱、生姜汁、盐、味精调味，趁热调服。

胃阴不足证

石斛麦冬粥：麦冬（30克）、石斛（15克）、粳米（100克）洗净，加水煮成粥。

▌▶ 食疗菜

肝胃不和证

黑木耳冬菇佛手：佛手（10克）、冬菇（150克）用水泡3个小时，黑木耳（50克）用水泡发；泡好的冬菇、佛手、黑木耳洗净，控净水分，大块的撕成小块；生姜（15克）切丝备用。将冬菇、佛手、黑木耳、生姜丝在水中焯一下，放进碗里，放入适量的盐（2克）、料酒（10克）、生抽（10克）、白糖（1克）调味即可。

黑木耳炒百合：黑木耳（100克）用水浸泡1～2小时左右泡发，中间换水2～3次，夏天天气太热的话最好放入冰箱泡发；百合（50克）用水泡发。锅内倒入植物油（10克），烧热后放入小葱（10克）爆香，倒入泡好的黑木耳爆炒，再倒入百合，爆炒片刻，放盐（1克）、生抽（10克）和牛肉粉（1克）调味，出锅前用水淀粉勾薄芡即可。

凉拌双耳双花：菜花、西兰花（各80克）洗净，掰成小朵；黑木耳、银耳（各20克）撕成小朵。锅中注入水，加入盐（2克）和几滴油烧开，将所有食材焯水后马上捞出，放入冷水中冲凉，沥干水分后加入盐（2克）、味精（1克）、香油（10克）调拌均匀即可。

脾胃气虚证

羊肉萝卜汤（脾胃虚寒者更适合）：羊肉（100克）洗净，切成1厘米见方的肉块；萝卜（300克）洗净，切块备用；取香菜（10克）洗净，切成段备用。豌豆（100克）、苹果（150克）、羊肉、生姜（10克）放入锅内，加清水适量，用武火烧沸后，转用文火煮1小时，再放萝卜块煮熟，放盐（3克）、香菜即成。用醋（10克）蘸食。

胡椒炖猪肚（脾胃虚寒者更适合）：白胡椒（15克）压碎，生姜（9克）切丝，共纳入洗净的猪肚内，用线扎紧，并加水少许。将猪肚放入砂锅中酌加清水，文火煨炖至熟，捞出切丝，即可调味服食。

鲫鱼羹：鲫鱼（1条，约400克）去鳞、鳃及内脏，洗净，放入锅中，加水适量，先用武火烧沸，后改用文火煨至烂熟，倒出鱼汤备用，鱼另食用。干生姜（3克）、橘皮（3克）加胡椒（2克）同碾成细末，生姜（5克）和葱白（10克）切成碎末，同放入鱼汤中煮沸5分钟，最后加入生粉、盐稍煮即成。

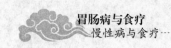

胃阴不足证

花蛤蒸蛋：鸡蛋(2 个)打入容器中，加少许橄榄油(5 克)、料酒(10 克)和水搅拌均匀。花蛤(100 克)放入锅中，汆烫至壳开，捞出后摆入碟中；将搅拌好的蛋液过滤，倒入盛花蛤的盘中，放入锅中隔水大火蒸 7 分钟，熟后取出，洒少许生抽(5 克)调味。

▣▶ 药茶

肝胃不和证

火龙果饮：火龙果(2 个)榨汁饮用。

菊花茶：菊花(10 克)煮水后，加蜂蜜(5 克)调味饮用。

脾胃气虚证

参枣饮：红枣(10 枚)去核，与党参(10 克)、陈皮(6 克)共煎水，代茶饮。

生姜桔皮汤：生姜(20 克)、桔皮(20 克)水煎取汁。

核桃生姜汤(脾胃虚寒者更适合)：干生姜(5 克)适量洗净切片，与核桃仁(15 克)加水煎汤。

胃阴不足证

玉竹牛奶饮：玉竹(15 克)煮取浓汁，再与牛奶(50 克)共煮饮用。

石斛芍药甘草煎：石斛(15 克)、炒白芍(15 克)、炙甘草(10 克)共煮饮用。

胃下垂膳食

▣▶ 临床表现

胃下垂是指站立时胃的下缘达盆腔，胃小弯角切迹低于髂嵴连线的病症。多发生在瘦长体形、久病体弱、长期卧床少动者，常伴有其他脏器下垂。凡能造成膈肌下降的因素如膈肌活动力降低、腹腔压力降低、腹肌收缩力减弱、与胃连接的韧带过于松弛等，均可导致胃下垂。本病一般预后较好，个别患者因体质、慢性疾病影响及治疗不及时可发生胃扩张、胃扭转等。

根据临床表现分为如下中医证型：

脾虚气陷证：脘腹坠胀，食后、站立或劳累后加重，不思饮食，面色萎黄，精神倦怠，舌淡有齿痕，苔薄白。

脾虚饮停证：脘腹胀满不舒，胃内振水声或水在肠间漉漉有声，呕吐清水痰涎，或伴头晕目眩，心悸气短，舌淡胖有齿痕，苔白滑。

胃阴不足证：胃脘痞满，隐隐作坠疼痛，饥不欲食，口燥咽干，烦渴喜饮，纳呆消瘦，大便干结，舌红或有裂纹，少津少苔。

肝胃不和证：胃脘痞胀，甚则胀及胸胁，嗳气频频，食后尤甚，舌苔薄白。

▌▶ 饮食原则

宜：① 少量多餐，定时定量。② 宜补充充足的优质蛋白质。③ 宜食细软易消化的食物，宜多食用新鲜蔬菜和水果。

忌：① 忌煎炸难消化的食物。② 忌过食辛辣刺激食物。③ 忌易产气食物等。④ 忌寒凉生冷食物等。

▌▶ 食疗饭（粥）

脾虚气陷证

山药扁豆糕：山药（150 克）洗净、切成薄片，红枣去核（30 克），加入扁豆（30 克）、陈皮丝（15 克）混匀，捣烂如泥，用模具压成糕状，入笼蒸熟。

补脾升气粥：黄芪（30 克）、人参（10 克）、升麻（10 克）、枳壳（5 克）切片，用冷水浸泡半小时，入砂锅煎沸，煎出浓汁后将汁取出，在锅中加入冷水如上法再煎，并取汁。将药汁合并后同粳米（90 克）加水煮粥，粥成后加白糖调味。

脾虚饮停证

莲子芡实鸡肉粥：莲子（20 克）以温水浸泡，剥去外皮；芡实（15 克）用水浸泡；板栗（30 克）去外皮，切成 4 瓣；鸡肉（20 克）水焯后切丁。以上各味与粳米（100 克）一起入锅煮粥，待粥熟时加入麻油（5 克）、生姜（3 克）、葱（5 克）、盐（2 克）、味精（1 克），略煮即成。

胃阴不足证

石斛升麻粥：石斛（20 克）、升麻（10 克）加水（800 毫升）煮后去渣，加入粳米（80 克）煮粥。

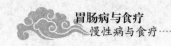

肝胃不和证

玫瑰参枣糯米饭：党参（10 克）、红枣（20 克）放入锅内加水泡发，然后加水烧开，倒入玫瑰丝（10 克）、糯米（80 克）、白糖（5 克），煮成饭即可食用。

■▶ 食疗菜

脾虚气陷证

蒸糯米藕：藕（150 克）选取两端带节的一段，从中间切开，藕孔内装满糯米（15～20 克），再合上，以竹签固定，放入锅内加水煮熟即成。

黄芪软炸里脊：黄芪（50 克）切片，水煮得浓缩汁（50 克）备用；葱段（10 克）、生姜片（10 克）、酱油（12 克）、味精（1 克）、盐（1 克）、料酒（20 克）兑成汁。里脊肉（150 克）去掉白筋，片成 0.4 厘米厚的片，两面用刀划成十字花，再切成 0.8 厘米宽、2.5 厘米长的条，放在凉水内，淘净血沫，摁干，再将蛋黄（1 个）、水淀粉（20 克）放入碗内，搅成糊，将里脊肉放入糊内搅匀。锅置于火上，加入植物油（30 克），烧至三成热时，将里脊肉逐块下锅，炸成金黄色，肉发起时将油倒出，随将兑好的调料汁及黄芪浓缩汁洒在肉上，翻两三次即可食用。

脾虚饮停证

莲子炖猪肚：猪肚（1 具）洗净，莲子（30 克）用水泡发后，装入猪肚内，用线缝合，放入锅内加清水炖熟，捞出晾凉。猪肚切成细丝，同莲子放入盘中，再将麻油（10 克）、生姜（5 克）、葱（10 克）、蒜（5 克）等调料与猪肚丝拌匀即成。

党参黄芪瘦肉汤：党参（15 克）、黄芪（20 克）、枳实（15 克）、陈皮（15 克）加水煎取汁，加入猪瘦肉（100 克）、蜜枣（15 克）再煮，待肉熟时放入盐（2 克）、味精（1 克）即可食用。

胃阴不足证

猪肚补胃汤：取砂锅一只，将荷叶（10 克）、玉竹（15 克）铺在锅内，猪肚（100 克）切碎后放在荷叶上，加适量水，旺火烧开后加黄酒（20 克），慢火煨至猪肚酥烂，放入盐（2 克）、味精（1 克），略煮即成。

煮鸡肫：鸡肫（100 克）洗净，切片。锅内放植物油（20 克）烧热，加生姜丝（5 克），随后倒入鸡肫翻炒，再加黄酒（15 克）及冷水，烧开后慢火煨半小时，加入盐

(2 克)调味即成。

肝胃不和证

菠菜鸡肝鸡肫汤：菠菜(150 克)洗净，切碎；鸡肝、鸡肫(各 80 克)切片。锅内放植物油(25 克)、五香粉(2 克)，烧热后，加清水适量，煮沸后倒入鸡肝片、鸡肫片，烧至八成熟时倒入菠菜，再烧熟即成。

山楂牛肉胶冻：牛肉(1 000 克)洗净，切成小块，放入大锅内，加水适量，与山楂(100 克)同煎煮，每小时取肉汁 1 次，加水再煮，共取肉汁 4 次，合并肉汁液，以文火继续煎熬，至黏稠时为度，再加入黄酒(250 克)，至黏稠时停火，加入盐(5 克)调味。将黏稠汁液倒入盆内冷藏，切成小块食用。

■▶ **药茶**

脾虚气陷证

山药橘皮升麻饮：山药(50 克)洗净，切成薄片，与红枣(20 克)、陈皮丝(15 克)、升麻(10 克)混匀同煮，饮水。

脾虚饮停证

莲子芡实黄芪汁：莲子(25 克)以温水浸泡，剥去外皮；芡实(25 克)用水浸泡。以上两者煮水，加入黄芪(15 克)，煮熟饮用。

胃阴不足证

石斛升麻汤：石斛(20 克)、升麻(6 克)煮水，加蜂蜜(5 克)调味。

肝胃不和证

玫瑰花茶：玫瑰(15 克)、乌龙茶(6 克)煮茶饮用。

胃部肿瘤

■▶ **临床表现**

早期胃部肿瘤常无症状，出现症状时又常缺少特异性临床特征，常见的临床

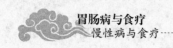

症状有：上腹部不适或疼痛，食欲减退，消瘦，乏力，恶心，呕吐，呕血或黑便，腹泻，便秘，发热等。

根据临床表现分为如下中医证型：

气血亏虚证：食少，腹胀，便溏，口唇苍白，面色萎黄，舌淡，苔白。

胃阴虚证：胃脘嘈杂、灼痛，饥不欲食，五心烦热，口干不欲饮，舌红，少苔，乏津。

脾肾阳虚证：久泄久痢，水肿，腰腹冷痛，畏寒肢冷，舌淡胖，苔白滑。

热毒瘀滞证：胃脘灼痛，消谷善饥，口苦，便秘，尿赤，舌紫黯苔黄。

痰湿困阻证：脘腹胀满，纳呆，口中黏滞，大便排解不爽，有便后不尽感，舌苔腻。

肝胃不和证：脘胁胀痛，嗳气，吞酸，情绪抑郁，舌淡红，苔薄白或薄黄。

▌▶ 饮食原则

宜：在饮食中增加纤维素、胡萝卜素、维生素 E 和必要的矿物质，避免暴饮暴食。依《黄帝内经》所述，其治则应为扶正补虚，做到营养化、多样化、均衡化，"五谷为养，五果为助，五畜为益，五菜为充"，即荤素搭配，营养丰富而均衡。

忌：禁食炙烤腌制食物，少吃高脂、高油、多盐的食物，并忌食发物，如狗肉、蚕蛹、虾、蟹、螺、烟、酒等容易动风化火、生痰的食物。热盛者忌食辛热温燥之品，以免助邪。

慎起居，生活要有规律。

▌▶ 食疗饭（粥）

气血亏虚证

参苓粥：白茯苓（10 克）去黑皮，与人参（10 克）、生姜（10 克）一起水煎，去渣取汁（约 1 000 毫升）。粳米（100 克）下入药汁内煮作粥，临熟时加入少许盐，搅匀。

当归生姜羊肉粥：当归（15 克）、生姜（10 克）煮水，去渣后放入粳米（100 克）煮粥。羊肉（15 克）用葱段（10 克）爆炒，放入煮好的粥中，混匀即可。

胃阴虚证

生地粥：生地黄（鲜品，25 克）细切后，用适量清水在火上熬沸约半小时，倒

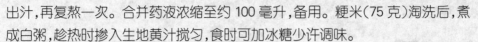

出汁,再复熬一次。合并药液浓缩至约 100 毫升,备用。粳米(75 克)淘洗后,煮成白粥,趁热时掺入生地黄汁搅匀,食时可加冰糖少许调味。

石斛粥:石斛(25 克)细切后,加适量清水,在火上熬沸约半小时后,倒出汁,再熬一次。合并药液后浓缩至约 100 毫升,备用。粳米(75 克)淘洗后,煮成白粥,趁热时掺入石斛汁搅匀,食时可加白糖(1 克)少许调味。

粳米白鸭粥:白鸭(1 只)宰杀,去毛及内脏,加水煮,熟后加盐(5 克)、葱(10克)、生姜(5 克)等调料,去渣备用。将煮鸭的汤兑水适量,加入粳米(50～100克)煮粥,待粥熟即可。

脾肾阳虚证

枸杞豆蔻羊肾粥:羊肾(2 对)洗净,去臊腺脂膜,切成细丁;葱白(5 克)洗净,切成细节;羊肉(100 克)洗净;枸杞叶(500 克)、豆蔻(20 克)洗净,捣碎,用纱布装好,口扎紧;粳米(150 克)淘净。以上各味一同放入锅内,加水适量熬粥,待肉熟、米烂成粥时即可。

热毒瘀滞证

赤豆豌豆粥:赤豆(50 克)用冷水泡 1～2 小时,使其柔软;青豌豆(30 克)用水泡,洗净,备用。粳米(100 克)淘净,置于锅内,加水适量,放入赤豆、青豌豆,与米混合,煮至粥成。

痰湿困阻证

茯苓香菇饭:干茯苓(20 克)置于碗内,用冷水泡 1 小时,使其柔软,然后捣碎成粉状。香菇(2 朵)用水泡开,洗净,切成细丝。粳米(150 克)淘净,置于锅内,加水适量,放入香菇丝、茯苓粉,与粳米混合,煮至水将干,将青豌豆(15 克)撒在饭面上,闷至饭熟。

萝卜粥:白萝卜(250 克)洗净,切碎,捣汁,去渣。粳米(100 克)淘净放入锅中,加萝卜汁与适量清水,武火烧沸,改文火熬粥即成。

肝胃不和证

八宝粥:银耳(50 克)、香菇(9 个)用开水浸泡,水冷后将其蒂去掉,滤干。大豆(100 克)、玉米(100 克)、大枣(9 个)、莲子(50 克)和枸杞子(30 克)用冷水洗净,同银耳、香菇一齐放入砂罐中,加清水以文火煮沸,熬成粥,然后调入蜂蜜

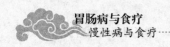

(2 克)即可。

▶ 食疗菜

气血亏虚证

黄芪猴头汤：猴头菇(150 克)冲洗后用温水发胀，约 30 分钟后捞出，削去底部的木质部分，再洗净，切成约 2 毫米厚的大片；发猴头菇的水用纱布过滤待用。鸡肉(250 克)洗净后剁成约 3 厘米长、1.5 厘米宽的条块；黄芪(30 克)用温毛巾揩净后切成马耳形薄片；生姜(15 克)、葱白(20 克)均切成细节，小白菜心(100 克)洗净待用。锅烧热后注入植物油，投入黄芪、生姜、葱、鸡块共煸炒，再放入盐(5 克)、料酒(10 克)、发猴头菇的水和少量清汤(750 克)，用武火烧沸后再用文火烧约 1 小时左右，然后下入猴头菇片再煮半小时，即可洒入胡椒面合匀。先捞出鸡块放在碗底部，再捞出猴头菇片盖在上面。汤中下入小白菜心，略煮片刻舀入碗内即成。

参归炖猪心：猪心(1 只)去油脂，洗净。选取上好的党参(20 克)；当归(10 克)选用归头或归身。党参，当归和猪心放入砂锅内，加水适量，用文火炖至猪心烂即成，可酌情加味精(1 克)、盐(2 克)调味，猪心切小块食用。

胃阴虚证

红烧龟肉：龟(1 只，250～500 克)放入盆中，加热水(约 40℃)使其排尽尿液，然后剁去其头、足，剖开，去龟壳、内脏，洗净，将龟肉切块。锅中加菜油(60 克)，烧热后，放入龟肉块，反复翻炒，再加生姜(10 克)、葱(15 克)、花椒(1 克)、冰糖(2 克)，烹以酱油(15 克)、黄酒(20 克)，加适量清水，用文火煨炖，至龟肉熟烂为止。

脾肾阳虚证

韭黄炒鸡蛋：鸡蛋(2 个)打入碗内，放盐(1 克)打散，下锅煎成薄蛋皮，切条。韭黄(150 克)洗净，切成长段。花生油(25 克)下锅烧热后，倒入韭黄炒两下，加入蛋皮，边炒边加盐(1 克)、糖(1 克)调味，炒好上碟。

热毒瘀滞证

口蘑竹荪汤：干竹荪(30 克)、口蘑(30 克)洗净，漂入清水中浸透；竹荪放入

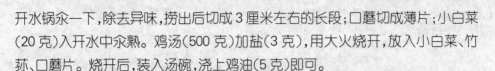

开水锅氽一下,除去异味,捞出后切成3厘米左右的长段;口蘑切成薄片;小白菜(20克)入开水中氽熟。鸡汤(500克)加盐(3克),用大火烧开,放入小白菜、竹荪、口蘑片。烧开后,装入汤碗,浇上鸡油(5克)即可。

苦瓜煲:苦瓜(150克)洗净,开边去瓤后切片。苦瓜、生姜(5克)、豆豉(5克)洗净,放入煲内,加适量水,先用明火煲开,再改慢火煲至苦瓜熟透,加入调味品即可。

泥鳅炖豆腐:泥鳅(250克)去鳃及内脏,洗净;豆腐(100克)切块。泥鳅入锅,加盐(3克)、清水适量,置武火上,炖至五成熟时,加入豆腐,再炖至泥鳅熟烂即可。

痰湿困阻证

莼菜薏苡仁赤豆羹:取鲜嫩莼菜(200克)用清水轻轻漂洗,切碎,捣烂,搅成泥糊状。薏苡仁(50克)、赤豆(50克)洗净后,放入砂锅,加水适量,煮沸后改用小火煨炖1小时,煮至薏苡仁、赤豆呈烂花状,加莼菜泥糊、红糖(30克)拌匀,继续煮沸即成。

茄汁煨金球:鹌鹑蛋(250克)放入白水中煮熟后,剥去蛋壳;西红柿(100克)用十字刀划破表皮,用开水烫裂表皮,去籽、剥皮,剁成蓉。热锅温油(30克)小火,放入鹌鹑蛋微炸,至表皮金黄起皱,捞起沥油。锅内留少许底油爆香蒜蓉(5克),加入西红柿蓉、番茄酱,中火翻炒,加入盐(3克)、糖(3克)和米酒(10克),炒出香味,接着加入半碗水煮开。番茄汁煮至浓稠后,放入炸好的鹌鹑蛋小火焖2~3分钟,大火收汁装盘即可。

肝胃不和证

凉拌黄花菜:黄花菜(60克)用清水泡半小时左右;黄瓜(15克)、胡萝卜(20克)、生姜(10克)洗净、切丝;蒜(5克)洗净备用。锅内加入适量清水煮沸,加入少量油,将黄花菜放入沸水煮4~5分钟,煮熟后捞出放入凉开水中。再以同样的方法将处理胡萝卜丝。锅中加少量油烧热,爆香生姜丝和蒜,用油煎一下生的蚝油(15克),关小火倒入酱油(20克)。将黄花菜捞出并倒入锅内,再将胡萝卜丝及黄瓜丝一并加入,迅速拌匀,加少量芝麻油和白醋拌匀,可适当再加些其他配料。

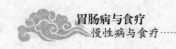
■▶ **药茶**

气血亏虚证

芒果饮：芒果(250 克)加适量开水榨汁饮用；

花生芝麻露：花生(150 克)、芝麻(80 克)一同打汁饮用。

胃阴虚证

山楂乌梅饮：山楂(50 克)、乌梅(15 克)加水(1 500 毫升)煎 1 小时,浓缩至 1 000 毫升,过滤去渣,可加入冰糖(20 克)调味。

脾肾阳虚证

橘桃饮：柑橘、核桃(各 100 克)一同打汁,加入红糖(10 克)调味饮用。

热毒瘀滞证

百合马蹄蜜枣汤：百合(100 克)去污去杂,洗净;马蹄(200 克)去皮,洗净;蜜枣(10 颗)洗净,去核。以上各味一同放入锅内,加适量清水,封盖文火慢煮 1 小时左右,食用时可加冰糖(4 克)调味。

痰湿困阻证

萝卜汤：红萝卜(100 克)洗净;香菜洗净、去根。两者煮汤,可加盐(2 克)调味饮用。

肝胃不和证

疏肝果茶：开心果、梅花(各 50 克)加水打汁饮用,可加冰糖(2 克)调味。

食欲不振

■▶ **临床表现**

食欲不振是指进食的欲望降低,完全不思进食则称厌食。见于急性、慢性胃炎,胃癌,肺结核,尿毒症,心力衰竭,肝炎,肝硬化,慢性肾上腺功能减退,神经性厌食,化疗药物的副反应等。

根据临床表现分为如下中医证型:

感受寒邪证:外感寒邪,胃脘痞胀,隐痛,嗳气吐清水,大便溏薄,食少纳差,泛恶欲吐,脘腹胀闷,腹痛肠鸣,或头重如裹,身重或肿,畏寒肢冷,或身目黄而晦暗,舌胖,苔薄白。

湿浊犯胃证:脘胃痞闷,身重乏力,思睡昏重,倦怠懒言,口甘黏腻,不思饮食,舌苔白腻。

饮食所伤证:脘腹发胀,纳呆,恶食,嗳气酸腐,呕吐食臭,大便秘结或不畅,厌油腻,恶心欲吐,心烦,全不思食,见食物则恶心,舌苔黄腻。

肝气犯胃证:不思饮食,嗳气频作,两胁苦满,胸胁胀闷或胀痛,精神抑郁,烦躁易怒。

湿热内蕴证:纳呆,不思饮食,厌恶油腻,脘腹痞闷,或胸胁胀痛,口苦,大便黏腻,泻下不爽,气味臭秽,身目俱黄,色泽鲜明或身热不扬,阴囊湿疹,或睾丸红肿疼痛,舌苔黄腻。

脾胃虚弱证:面色黄白少华,肌瘦不荣,胃纳欠佳,食欲不振,多纳则饱胀,嗳气时作,大便溏薄,或有闻食则恶心欲吐者,舌苔薄白。

胃阴不足证:饥不欲食,口渴喜饮,唇红干燥,脘痛嘈杂,大便干结,或五心烦热,小便黄赤短少,舌红少津,少苔。

肾阳虚衰证:不思饮食伴有五更泄泻,身冷畏寒,手足厥冷,面色黄白不华,口淡无味,口泛清水,舌淡,苔薄白。

▌▶ 饮食原则

宜:当原发疾病加重,食欲减退时,以保护性食物为主,如肉类、牛奶、鸡蛋、绿叶蔬菜、鲜果、豆制品;当疾病缓解或消除,食欲不恢复时,则应以供给热能为主,可选用含碳水化合物的米、面、粗粮、糖和油等,辅以保护性食物。

忌:避免睡前饱食,晚餐过饱,以免加重胃肠负担。根据不同原因和疾病进程,合理调配食物。

▌▶ 食疗饭(粥)

感受寒邪证

荜茇粥:荜茇、胡椒、桂心(各3克)筛选干净,打成细末。粳米(300克)淘洗

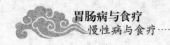

后,倒入干净锅内,注入清水(约 2 000 毫升),煮至米烂汤稠成粥。把药末洒进粥内,边洒边搅,待洒完,搅匀后即可起锅。空腹服之,可加少许盐调味。

湿浊犯胃证

薏苡仁陈皮莲子粥:薏苡仁(30 克)、陈皮(20 克)、莲子(20 克)、山楂(15 克)筛选干净,浸泡备用。粳米(100 克)淘净后,与薏米、陈皮、莲子共同倒入干净锅内,注入清水(约 2 000 毫升),煮至熟烂汤稠成粥,可加白糖(2 克)调味。

饮食所伤证

萝卜麦芽粥:白萝卜(100 克)洗净,切碎,捣汁,去渣。粳米(100 克)淘净后放入锅中,加白萝卜汁与适量清水,放入麦芽(20 克),武火烧沸后,改文火熬粥即成。

肝气犯胃证

佛手玫瑰粳米粥:佛手(15 克)筛选干净,浸泡备用。粳米(100 克)淘净后,与佛手共同倒入干净锅内,注入清水(约 2 000 毫升),煮至七成熟,放入山楂(15 克),煮至熟烂汤稠成粥。

湿热内蕴证

薏苡仁小米粥:薏苡仁(30 克)筛选干净,浸泡备用。小米(100 克)淘净后,与薏苡仁共同倒入干净锅内,注入清水(约 2 000 毫升),煮至熟烂汤稠成粥。

脾胃虚弱证

补虚消食粥:黄芪(30 克)、人参(10 克)切片、炒麦芽(25 克),用冷水浸泡半小时,入砂锅煎沸,煎出浓汁后将汁取出,再在锅中加入冷水如上法再煎,并取汁。将药汁合并后同粳米(90 克)加水煮粥,粥成后入白糖(1 克)调味。

益脾饼:白术(30 克)切片后同鸡内金(15 克)一起烘脆,打成细末,再放入锅内用文火热炒成金黄色;干生姜(6 克)烘脆打成细末。红枣(250 克)装入碗内,沸水上笼蒸约 20 分钟取出,去皮,捣成枣泥,掺入白术、鸡内金及干生姜末合匀。将炒锅置中火上烧热,用少许油刷锅一遍,然后把合匀后的枣泥做成直径约6 厘米、厚 0.4 厘米的圆形枣泥薄饼,逐个放在锅上反复烘烤至干即成。空腹时当点心食用,宜细嚼慢咽。

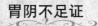

胃阴不足证

石斛麦冬内金粥：麦冬(30 克)、石斛(15 克)、鸡内金(20 克)研粉，三者煮水约 1 000 毫升，备用。粳米(100 克)洗净，加石斛麦冬内金水煮成粥。

肾阳虚衰证

韭菜麦芽粳米粥：韭菜(30 克)切碎。粳米(100 克)淘净后，加麦芽(15 克)同煮，当米八成熟时放入韭菜，煮熟成粥，加盐(2 克)调味。

▌▶▶ 食疗菜

感受寒邪证

大麦山楂汤：大麦仁(500 克)用开水淘洗干净，放入锅内，加水适量，先用武火烧沸，再用文火煮熟。羊肉(1 500 克)洗净，与草果(5 个)、山楂(25 克)一同放入锅内，加水适量熬煮，然后将羊肉、草果、山楂捞起，将汤与大麦仁粥合并，再用文火炖熬熟透。将羊肉切成小块，放入大麦汤内，加盐少许，调匀，即可食用。

湿浊犯胃证

香菜炒肉：鸡蛋(2 个)去黄取清，牛肉(150 克)切丁，加入生姜(5 克)、葱(10 克)、酱油(15 克)、料酒(20 克)、鸡蛋清，搅匀腌 10 分钟左右；香菜(30 克)摘洗干净，切成大段，切时注意区分叶和梗；取小尖椒 1 个，折断。锅内油烧热，先入小尖椒，再加牛肉丁翻炒；待肉基本炒熟，入香菜梗，翻炒；再入香菜叶、盐(2 克)、孜然(2 克)，快速搅匀，即可出锅。

饮食所伤证

醋炒萝卜：白萝卜(200 克)去皮，切块；香菜(100 克)切成 2～4 厘米节段。锅烧热后倒入植物油(20 克)熬热，加入白萝卜块炒透，加盐(2 克)、醋(10 克)用文火炖至烂熟，再加入香菜，烧开后出锅，加入味精(1 克)即成。

肝气犯胃证

凉拌黄花菜：黄花菜(60 克)用清水泡半小时左右；黄瓜(15 克)、胡萝卜(20

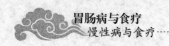

克)、生姜(10 克)洗净、切丝;蒜(5 克)洗净备用。锅内加入适量清水煮沸,加入少量油,将黄花菜放入沸水煮 4~5 分钟,煮熟后捞出放入凉开水中。再以同样的方法将处理胡萝卜丝。锅中加少量油烧热,爆香生姜丝和蒜,用油煎一下生的蚝油(15 克),关小火倒入酱油(20 克)。将黄花菜捞出并倒入锅内,再将胡萝卜丝及黄瓜丝一并加入,迅速拌匀,加少量芝麻油和白醋拌匀,可适当再加些其他配料。

湿热内蕴证

鲜莲银耳汤:干银耳(10 克)用水泡发,放入一大盆内,加清汤(150 克)蒸 1 小时左右,至银耳完全蒸透进取出,装入碗内。鲜莲子(30 克)剥去青皮和一层嫩白皮,切去两头、捅去心,用水氽后,再用开水浸泡使之略带脆性,然后装入银耳碗内。烧开鸡清汤(1 500 克),加入少许料酒(20 克)、盐(3 克)、白糖(2 克)、味精(2 克)后,注入银耳、莲子碗内即可。

脾胃虚弱证

参芪鸭条:党参(15 克)、黄芪(15 克)洗净后切成斜片,陈皮(10 克)切成丝;鸭(1 只)宰杀后褪净毛,除去内脏,斩去脚,冲洗干净,沥干水;生姜(6 克)、葱白(15 克)洗净,切成生姜片、葱段待用。鸭皮上用酱油抹匀,锅中注入菜油(1 000克,实耗约 75 克),烧至八成热时下鸭,炸至皮呈金黄色捞出,用温水洗去油腻,盛入砂锅内。猪夹心肉(100 克)切成块,下沸水焯一下捞出,洗净血污放入砂锅内,加入料酒(10 克)、生姜片、葱段、党参、黄芪、陈皮丝、盐(6 克)、味精(3 克)、酱油(6 克)、上汤(500 克)用中火烧沸,改用文火焖至鸭肉烂熟取出,倒出原汤,用纱布滤净待用。将鸭子拆去大骨斩成约 1.5 厘米宽的条块,放入大汤碗内摆好,注入原汤即成。

胃阴不足证

竹笋鲫鱼汤:鲜竹笋(30 克)洗净,切片;鲫鱼(1 条,约 150 克)去鳞及内脏,淋干水分,备用。锅烧热,倒入油(30 克),放入鲫鱼煎透,加料酒(25 克)、醋(15 克),烹除腥气,再加盐(2 克)、适量水,同竹笋煮汤,最后加入味精(1克)调味。

肾阳虚衰证

复元汤:将羊脊骨(1 具)砍成数块,用清水洗净;羊瘦肉(500 克)洗净后入沸水锅,焯去血水后再洗净,切成条块。羊脊骨、羊瘦肉用纱布袋装好、扎口;生姜(20 克)、葱白(3 根)洗净,拍破。将以上各味一同放入砂锅内,注入适量清水,武火烧沸,撇去浮沫,再入花椒(3 克)、八角(3 克)及料酒(20 克),改移文火上继续炖至肉烂骨酥。装碗后,用胡椒粉(2 克)、盐(3 克)调味即成。

▌▶ 药茶

感受寒邪证

姜葱饮:生姜(15 克)、葱白(20 克)、红糖(20 克)煮水饮用。

湿浊犯胃证

萝卜行气汤:白萝卜(100 克)、香菜梗(30 克)煮水饮用。

饮食所伤证

山楂荷叶茶:山楂(30 克)、荷叶(15 克)、槐花(9 克)洗净,一同放进砂锅内,加入适量清水煎煮,然后去渣取汁,再加入少量白糖调味,用器皿装好,代茶饮用。

肝气犯胃证

橘桃汁:柑橘、猕猴桃(各 60 克)榨汁饮用,可加冰糖(3 克)调味。

湿热内蕴证

山楂汁:山楂(50 克)、白糖(20 克)煮水饮用。

脾胃虚弱证

曲麦饮:麦芽(50 克)、神曲(30 克)煮水饮用,可加冰糖(15 克)调味。

胃阴不足证

凤梨苹果汁:苹果(50 克)、菠萝(60 克)榨汁饮用,可加冰糖(5 克)调味。

肾阳虚衰证

核桃汁:核桃(60 克)榨汁饮用,可加白糖(2 克)调味。

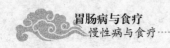

呕吐

▌▶ 临床表现

呕吐是以饮食、痰涎等胃内之物从胃中上涌、自口而出为临床特征的一种病证。对呕吐的释名，前人有两说：一说认为有物有声谓之呕，有物无声谓之吐，无物有声谓之干呕；另一说认为呕以声响名，吐以吐物言，有声无物曰呕，有物无声曰吐，有声有物曰呕吐。呕与吐常同时发生，很难截然分开，因此无细分的必要，故近世多并称为呕吐。

根据临床表现分为如下中医证型：

外邪犯胃证：呕吐食物，吐出有力，突然发生，起病较急，常伴有恶寒发热、胸脘满闷，不思饮食，恶寒重，无汗，常外感寒邪。发热重，汗出，多为外感热邪。

饮食停滞证：呕吐物酸腐，脘腹胀满拒按，嗳气厌食，得食更甚，吐后反快，大便或溏或结，气味臭秽，苔厚腻。

痰饮内停证：呕吐物多为清水痰涎，胸脘满闷，不思饮食，头眩心悸，或呕而肠鸣，苔白腻。

肝气犯胃证：呕吐吞酸，嗳气频作，胸胁胀满，烦闷不舒，每因情志不遂而呕吐吞酸更甚，舌边红，苔薄白。

脾胃虚弱证：饮食稍有不慎，或稍有劳倦，即易呕吐，时作时止，胃纳不佳，脘腹痞闷，口淡不渴，面白少华，倦怠乏力，舌淡，苔薄白。

胃阴不足证：呕吐反复发作，但呕吐量不多，或仅吐唾涎沫，时作干呕，口燥咽干，胃中嘈杂，似饥而不欲食，舌红少津。

▌▶ 饮食原则

宜：本病多有饮食不节之诱因，发病后尤宜选择易消化、新鲜、无刺激性的食物。呕吐严重者可暂缓进食，待病情缓解后，稍予米汤小量试服，再逐渐加服稀粥、蛋羹等品，循序渐进，以机体能够耐受、无特殊不适为度。另有平素体虚易感外邪者，尤宜调寒温、适劳逸。

忌：勿食过冷、过热、肥腻、甜黏、辛辣的食物。避免吸烟、酗酒、咖啡、浓茶、碳酸饮品等。

▐▶ **食疗饭（粥）**

外邪犯胃证

姜葱粥（寒邪袭表者适用）：生姜（10 克）切片；葱白（20 克）筛选干净,切段备用。粳米（100 克）淘净后,注入清水（约 1000 毫升）,煮至八成熟,放入葱白、生姜,煮至熟烂汤稠成粥。

香菜粥（寒邪袭表者适用）：香菜（25 克）筛选干净,切段备用。粳米（100 克）淘净后,注入清水（约 1 000 毫升）,煮至八成熟,放入香菜,煮至熟烂汤稠成粥。

香椿粥（热邪犯胃者适用）：香椿（25 克）筛选干净,切小段备用。小米（100 克）淘净后,注入清水（约 1 000 毫升）,煮至七成熟,放入香椿,煮至熟烂汤稠成粥。

荠菜粥（热邪犯胃者适用）：荠菜（25 克）筛选干净,切小段备用。小米（100 克）淘净后,注入清水（约 1 000 毫升）,煮至八成熟,放入荠菜菜,煮至熟烂汤稠成粥。

饮食停滞证

麦芽山楂粥：麦芽（30 克）、山楂（20 克）、粳米（100 克）同煮成粥食用。

痰饮内停证

陈皮茯苓粥：茯苓（25 克）研成粉；白扁豆（15 克）、粳米（60 克）加水适量,放入陈皮（15 克）,煮粥,等粥将成时加入茯苓粉调匀。

肝气犯胃证

柿饼饭：柿饼（50 克）用水冲洗后,切成约 0.5 厘米见方的颗粒待用。粳米（250 克）淘洗干净,与柿饼粒和匀置电饭煲内,掺入清水（约 500 毫升）,煮 40 分钟,饭熟即成。

脾胃虚弱证

人参粥：人参（3 克）切片或研成粉；粳米（100 克）淘净后,与人参粉或片一同放入锅内,加水适量。锅置武火上烧开,移文火上煎熬至熟。取适量冰糖放入锅中,加水适量,熬汁；再将汁徐徐加入熟粥中,搅拌均匀即成。

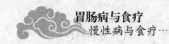
胃阴不足证

天门冬粥：天门冬(15～20克)水煎,去渣取汁。粳米(100克)加入天门冬汁,煮粥,待熟时加冰糖(2克)少许,稍煮即可。

▮▮▶ 食疗菜

脾胃虚弱证

砂仁肚条：砂仁(10克)烘脆后打成细末待用;猪肚(1000克)洗净,下沸水锅焯透捞出,刮掉内膜。锅中倒入清汤,放入猪肚,再下生姜(15克)、葱白(15克)、花椒(5克)煮熟,撇去泡沫,捞起猪肚待冷后切成指条状。将原汤烧开,下入猪肚条、砂仁末、胡椒粉(3克)、料酒(50克)、植物油(100克),再加盐(5克)、味精(3克)调味,用水淀粉(20克)勾芡、炒匀,起锅装盘即成。

▮▮▶ 药茶(汤)

外邪犯胃证

枇杷汁(热邪所致者适用)：枇杷(50克)榨汁饮用。

柠檬甘蔗汁(热邪所致者适用)：柠檬(3克)、甘蔗(50克)榨汁饮用。

芒果汁(热邪所致者适用)：芒果(50克)榨汁饮用。

猕猴桃汁(热邪所致者适用)：猕猴桃(80克)榨汁饮用。

生姜丁香糖饮(寒邪所致者适用)：白糖(250克)加水熬稠,加入生姜末(30克)、丁香粉(5克),调匀,再继续熬至挑起成丝状而不黏手时停火,冷却后将糖切成块状,冲水食用。

湿浊所致证

苏橘茶：苏叶、橘皮(各10克)用沸泡水,代茶饮。

饮食停滞证

萝卜枳壳汤：白萝卜(30克)、枳壳(10克)、香菜(20克)煎汤服,加盐(2克)调味。

痰饮内停证

半夏秫米汤：制半夏（10 克）煎汤（1 000 毫升），去渣留汁。秫米（100 克）加半夏汁煮汤服。

肝气犯胃证

柑橘玫瑰饮：柑橘（20 克）、玫瑰花（10 克）煮水，加冰糖（2 克）调味口服。

柿瑰饮：柿饼（20 克）、玫瑰花（10 克）煮水，加冰糖（2 克）调味口服。

脾胃虚弱证

半山饮：制半夏（15 克）用温水（20℃）淘洗 5 次，去矾味，倒入锅内，置文火上煎熬，取汁 2 杯。生山药（30 克）切碎，研成细末，然后将半夏汁倒入山药粉中，拌匀，放入锅内，加水适量，置文火上煎熬 3～5 分钟即成。

胃阴不足证

丁香梨：大雪梨（1 个）冲洗后削去表皮，再洗干净，用竹签在梨上均匀地戳 15 个小孔；丁香（15 粒）洗净。将丁香一粒粒地插入雪梨的每一个小孔，再把梨装在盅内（梨子的大小要合适），盅口用纸封严，放入蒸笼内，冒汽后蒸约 30 分钟。锅内放入冰糖，加水少许使冰糖溶化，熬成糖汁。取出梨盅后，揭去纸，将梨子倒在盘内，抠去丁香，浇上冰糖汁即成。

橘茹饮：橘皮（30 克）洗净后切成约 1 厘米宽的长条；竹茹（30 克）挽成 10 个小团；干柿饼（30 克）切成约 0.2～0.3 厘米厚的片，生姜（3 克）洗净后切成0.1 厘米厚的薄片。以上各味同放入锅内，注入清水（约 1 000 毫升），置中火上烧沸煮约 20 分钟，倒出药汁，再煎一次并取汁，合并煎液，用清洁的细纱布过滤，得澄清的药液。药液加适量白糖，搅匀即成，每次服 200～250 毫升。

嗳气

▶▶▶ **临床表现**

嗳气俗称"打嗝"、"饱嗝"，是各种消化道疾病常见的症状之一。中医所述的嗳气是胃中气体上出咽喉所发出的声响，其声长而缓，古代称为噫气，亦属胃气

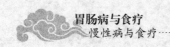

失和而上逆的一种表现。饱食后嗳气而无明显不适症状为正常,如平素时有嗳气,则考虑为病理改变。

根据临床表现分为如下中医证型:

胃中寒冷证:嗳气声沉缓有力,胸膈及胃脘不舒,得热则减,遇寒则甚,进食减少,口淡不渴,舌苔白。

胃火上逆证:嗳气声洪亮有力,冲逆而出,口臭烦渴,多喜饮冷,脘腹满闷,大便秘结,小便短赤,舌苔黄燥。

气机郁滞证:嗳气连声,常因情志不畅而诱发或加重,胸胁满闷,脘腹胀满,食少,肠鸣矢气,苔薄白。

脾胃阳虚证:嗳气声低长无力,气不得续,泛吐清水,脘腹不舒,喜温喜按,面色㿠白,手足不温,食少乏力,大便溏薄,舌淡,苔薄白。

胃阴不足证:嗳气声短促而不得续,口干咽燥,烦躁不安,不思饮食,或食后饱胀,大便干结,舌红,苔少而干。

▌▶ **饮食原则**

宜:① 寒性病证服以温热,热性病证服以清凉。② 虚者予补,实者予泻。

忌:尽量少食可以产气的食物,如红薯、糯米、菱角、栗子、土豆、芋头、蚕豆、黄豆、芹菜、奶油等。

▌▶ **食疗饭(粥)**

胃中寒冷证

生姜苏梗粥:生姜、胡椒、葱白、苏梗(各5克)筛选干净,打成细末。粳米(300克)淘洗干净,倒入干净锅内,注入清水(约2 000毫升),煮至米烂汤稠成粥。把药末洒进粥内,边洒边搅,待洒完、搅匀后即可起锅。空腹服之,亦可略加盐调味。

生姜枣鸡内金粥:鸡内金(15克)用文火炒至黄褐色,研为细末。粳米(100克)加水(500~800毫升),同适量生姜(10克)、红枣(15克)煮至米粒熟烂后,加入鸡内金粉3~5克,稍煮片刻即可,服时加少许白糖(1克)。

胃火上逆证

莼菜薏苡仁刀豆羹:鲜嫩莼菜(200克)用清水轻轻漂洗,切碎,捣烂,搅成泥糊状。薏苡仁(50克)、刀豆(50克)洗净后,放入砂锅,加水适量,煮沸后改用小火煨炖1

小时,煮至薏苡仁、刀豆呈烂花状,加莼菜泥、红糖(10 克)拌匀,继续煮沸即成。

气机郁滞证

杏仁莱菔粥:甜杏仁(10~15 克)去皮、尖;白萝卜(20 克)研成泥状。粳米(50 克)淘洗干净,加入甜杏仁、白萝卜及适量水煮开,再用慢火煮烂即成。

佛手柑砂仁粥:佛手柑(10~15 克)、砂仁(3 克)煎汤去渣,再入粳米(50~100 克)同煮为粥,加冰糖(2 克)调味。

脾胃阳虚证

春盘面:羊肉(1 000 克)、羊肚(500 克)洗净,切成 2 厘米见方的小块;蘑菇(200 克)洗净,各切成两块;白菜薹(500 克)洗净,切段;韭黄(250 克)洗净,剁碎。白面粉(3 000 克)用水发透,放入韭黄、盐(3 克),揉成面团,用擀面杖擀薄,切成面条。将羊肉块、羊肚块放入锅内,加入生姜(5 克)、蘑菇,置武火上烧开,然后将面条下入,烧开,放入盐(2 克)、料酒(10 克)、醋(10 克)、胡椒粉(2 克)即成。

胃阴不足证

石斛麦冬佛手粥:麦冬(30 克)、石斛(15 克)、佛手(10 克)、粳米(100 克)洗净,加水煮成粥。

▐▶ 食疗菜

胃火上逆证

苦瓜公英煲:苦瓜(150 克)洗净,开边去瓤;生姜、豆豉(各 10 克)洗净,蒲公英(100 克)冷水浸泡 1 小时后切段,与苦瓜片一同放入煲内,加适量水,先用明火煲开,再改慢火煲至苦瓜熟透,加入盐(2 克)、味精(1 克)调味即可。

鱼香茄子煲:茄子(500 克)洗净,切去茄子的两头,剞上花刀,切成小段;猪瘦肉(100 克)用热水洗过,切成细丝,加适量盐腌渍后备用。炒锅烧热,注入植物油(25 克),烧至七成热时,倒入茄子,用漏勺翻动,至茄子失水变软时,用漏勺捞出,控干油。原锅内加入植物油(10 克),烧至七成热时,放入葱段(5 克)、生姜丝(1 克)、蒜泥(1 克),煸炒至发出香味,加豆瓣酱炒散,加入肉丝,翻炒几下后加入茄子,再加酱油(10 克)、盐(2 克)、味精(1 克)炒匀,用水淀粉调稀、勾芡,倒入煲锅中。将煲锅放火上,用小火煲 10 分钟左右,加入适量醋(3 克)、葱花(1 克),

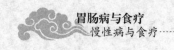

淋上香油(1克)即可。

气机郁滞证

凉拌黄花菜：黄花菜(60克)用清水泡半小时左右；黄瓜(15克)、胡萝卜(20克)、生姜(10克)洗净、切丝；蒜(5克)洗净备用。锅内加入适量清水煮沸,加入少量油,将黄花菜放入沸水煮4～5分钟,煮熟后捞出放入凉开水中。再以同样的方法将处理胡萝卜丝。锅中加少量油烧热,爆香生姜丝和蒜,用油煎一下生的蚝油(15克),关小火倒入酱油(20克)。将黄花菜捞出并倒入锅内,再将胡萝卜丝及黄瓜丝一并加入,迅速拌匀,加少量芝麻油和白醋拌匀,可适当再加些其他配料。

脾胃阳虚证

大麦砂仁羊肉汤：将大麦仁(500克)用开水淘洗干净,放入锅内,加水适量,先用武火烧沸,再用文火煮熟。羊肉(1 500克)洗净,与砂仁(3个)一同放入铝锅内,加水适量熬煮,然后将羊肉、砂仁捞起,将汤与大麦仁粥合并,再用文火炖熬熟透。羊肉切成小块,放入大麦汤内,加盐少许,调匀即可。

生姜香椒鱼羹：鲜鲫鱼(1尾,约250克)去鳞、内脏,洗净。生姜(30克)洗净,切片,与降香(10克)、胡椒(3克)共装入纱布袋内,口扎好后填入鱼腹中,加黄酒、盐、水适量,用小火煨熟即成。

胃阴不足证

蛤蜊炖蛋：蛤蜊用盐水浸泡2小时以上(也可以在清水中放入适量香油),让其吐尽泥沙,用刷子将蛤蜊表面清洗干净。锅中放入适量水,放入生姜片(15克)和料酒(20克),烧开,将蛤蜊放入,煮至开口立即捞出,将煮好的蛤蜊排放在蒸盘中,煮蛤蜊的水捞去生姜片晾凉待用。鸡蛋打散,加入盐(2克)、味精(1克)和晾至温热的蛤蜊水,调匀过滤,鸡蛋和蛤蜊水的比例是1∶1;鸡蛋液倒入放好蛤蜊的蒸盘中,用可微波保鲜膜覆盖起来;冷水时放入蒸锅,蒸10分钟左右,水开后转中火,蒸好以后的蒸蛋撒上适量鲜味汁和葱花即可。

▎▶ **药茶**

胃中寒冷证

葱白生姜糖饮：葱白(10～15克)、生姜(10克)、红糖(10克)煮水饮用。

胃火上逆证

公英竹茹饮：蒲公英（25 克）、竹茹（10 克）煮水喝，可加冰糖（2 克）调味。

气机郁滞证

佛手柑橘饮：佛手（10 克）、柑橘（20 克）煮水饮用，可加冰糖（2 克）调味。

脾胃阳虚证

姜枣乌龙饮：生姜（10 克）、红枣（120 克）、乌龙茶（10 克）煮水饮用。

胃阴不足证

橘茹饮：橘皮（30 克）洗净后切成约 1 厘米宽的长条；竹茹（30 克）挽成 10 个小团；干柿饼（30 克）切成 0.2～0.3 厘米厚的片；生姜（3 克）洗净，切成 0.1 厘米厚的薄片待用。以上食材同时放入锅内，加入清水（1 000 毫升），置中火烧沸煮约 20 分钟，倒出药汁，再煎一次，合并煎液，用清洁的细纱布过滤得澄清的液体待用。药液加入适量白糖，搅匀即成。每次服 200～250 毫升。

急性肠炎

▶ 临床表现

临床表现为腹痛、腹泻，可一日数次或十数次，粪便为糊状或为黄色水样，可带有泡沫或少量黏液。腹胀伴不同程度恶心呕吐，严重时可导致脱水，甚至休克，有的患者可有发热、全身不适、过敏症状等。一般在 2～5 天内恢复。患者一般发病前有过食可疑、不洁食物的病史，同食者往往一起发病。

根据临床表现分为如下中医证型：

肠胃湿热证：病起急骤，恶心频发，呕吐吞酸，腹痛阵作，泻下急迫，便行不爽，粪色黄褐而臭，口渴欲饮，心烦，尿短赤少，舌苔黄腻。

寒湿阻滞证：呕吐清水，恶心，腹泻如水，腹痛肠鸣并伴有畏寒发热，颈项或全身关节酸痛，舌苔薄白或白腻。

食滞胃肠证：恶心厌食，得食愈甚，吐后反快，泻下秽臭，急迫不爽，泻后痛减，舌苔厚腻。

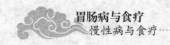

饮食原则

宜：饮食应宜软、宜缓、宜温、宜洁。① 宜软：指饭食、蔬菜、鱼肉等宜软烂之品。② 宜缓：指细嚼慢咽，充分地咀嚼，唾液大量分泌，有利于食物的消化吸收。③ 宜温：指患者不可过食生冷瓜果，不宜立即食用冰箱保存的食品，应放置至常温或加热后温服。④ 宜洁：指应防止食物被污染，应注意饮食卫生。

忌：① 不宜食油煎、油炸、半熟之品及坚硬食物。② 不吃不新鲜、隔夜食物，尤其对生吃的水果、蔬菜应彻底清洗后方可食用。

食疗饭（粥）

肠胃湿热证

薏苡仁葛根粉：薏苡仁、葛根（各80克）磨粉，作粥糊食用。

葛粉羹：葛粉（250克）捣碎成细末，再制成面条。马齿苋（50克）、淡豆豉（150克）用水煮六七沸，去渣取汁，再将葛粉面条放入汁中煮熟。

寒湿阻滞证

陈皮紫苏栗子羹：陈皮、紫苏（各15克）煮水备用。栗子与莲子（各50克）磨粉，用陈皮紫苏水泛成杏子大小的食团，煮熟食用。

食滞胃肠证

山楂麦芽萝卜粥：麦芽（15克）打粉，粳米（100克）煮粥，放入山楂与萝卜（各15克），掺入麦芽粉，至粥稠厚，即可食用。

食疗菜

肠胃湿热证

土豆炖白菜：土豆（250克）削皮，洗净，切块备用；白菜（100克）洗净，撕成大小适中的片块状，沥干水分备用。在锅内倒入植物油（20克），待油六成热时放入葱段（10克）、生姜片（5克）煸炒出香味，倒入土豆炒透，放白菜（先不放菜叶，菜叶待煮至八成熟时再放入），加水填汤，大火煮开，改为小火炖至菜熟烂，加盐（2克）、味精（1克）调味即可。

上汤娃娃菜：娃娃菜(200 克)洗净,纵向劈成 3 段;青椒(15 克)、红椒(15 克)、皮蛋(25 克)、咸鸭蛋(25 克)切丁;蒜(5 克)切片;葱(5 克)切末。蒜片、葱末炝锅,煎出香味,放入高汤烧开,放入娃娃菜、皮蛋丁、咸鸭蛋丁,再煮开,转小火,煮至娃娃菜变软,用水淀粉勾薄芡,即可食用。

寒湿阻滞证

陈皮山药：鸡蛋(2 个)去黄取清;陈皮(15 克)切丝,山药(150 克)切片,加入生姜(5 克)、葱(10 克)、酱油(15 克)、鸡蛋清,搅匀后腌渍 10 分钟左右;土豆(100 克)削皮,切块。锅中油(20 克)烧热,先下葱、生姜翻炒出香气,再倒入山药、陈皮翻炒,随后添汤,加盐(2 克),炖至山药、土豆酥烂,即可出锅。

食滞胃肠证

西红柿萝卜鸡蛋汤：煮萝卜片,待八成熟时放入西红柿(80 克)、鸡蛋(1 个,打散),做汤服,可以酌情放香菜(5 克)、盐(2 克)、味精(1 克)调味。

▶ 药茶

肠胃湿热证

红白薏米汤：薏苡仁、白扁豆、赤豆(各 100 克)泡软、打碎后,加水煎煮饮用。

寒湿阻滞证

姜橘莲子汤：橘皮(10 克)、莲子(30 克)、生姜(20 克)煮水饮用,也可加红糖(10 克)调味。

食滞胃肠证

丁香酸梅汤：乌梅(1 000 克)、山楂(20 克)摘选、洗净后,逐个拍破,同陈皮(10 克)、桂皮(30 克)、丁香(5 克)一同装入纱布袋中,口扎紧。锅内注入清水(约 5 000 毫升),把药包投入水中,用旺火烧沸,再转用小火熬约 30 分钟,除去药包离火后,静置、沉淀约 15 分钟,滤出汤汁,加入白糖(25 克)溶化、过滤后即成。

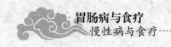
肠易激综合征

▌▌▶ **临床表现**

反复发作的腹痛或不适,诊断前症状出现至少 6 个月,最近 3 个月内每个月至少有 3 天出现症状,症状须至少符合以下 2 条:

(1)排便后症状缓解。

(2)发作时伴有排便频率改变。

(3)发作时伴有大便性状(外观)改变。

根据临床表现本病分为腹泻型、便秘型和腹泻便秘交替型。

腹泻型和便秘型膳食亦可参考本书中腹泻、便秘部分的膳食方案进行食疗。

▌▌▶ **饮食原则**

宜:建议患者对饮食种类进行认真评估,尽量避免会使自己产生胃肠不适的食物。

忌:在治疗期间,应避免烟酒、咖啡、浓茶、油炸食物的摄入。腹泻患者少食海鲜、油腻烧烤食物,便秘患者要少食收涩止泻的食物,如莲子、赤石脂等。

▌▌▶ **食疗饭(粥)**

腹泻型

栗子白茯苓粥:粳米(100 克)淘洗干净,加茯苓粉(15 克)、栗子(20 克),放入锅内,加水适量,先用武火烧开,后移文火上,煎熬至米烂,再放入味精(1 克)、食盐(1 克)、胡椒粉(1 克)即成。

莲子薯蓣拨粥:鲜山药(100～150 克)或干山药(45 克)、莲子(25 克)洗净,刮去外皮,捣烂或研为细末。将山药与面粉相和,加入冷水调成糊后入沸水中搅匀煮作面粥,再加入葱(5 克)、生姜(5 克)、红糖(3 克),稍煮即可。

山药粥:干山药片(30 克)、糯米(50 克)同煮为粥,加白糖(2 克)调味。

白扁豆粥 :炒白扁豆(60 克)或鲜扁豆(120 克)用温水浸泡一夜,再与粳米(100 克)、白糖适量同煮为粥。

枣泥桃酥:胡桃仁(50 克)捣碎,加入红枣泥(250 克),揉匀成馅。将面粉

（200克）倒在案板上，加入植物油（100克）拌匀，制成干油酥。将面粉（300克）倒在案板上，加植物油（25克）、淮山药粉（50克）、可可豆粉（15克）和适量水合成油面团。将干油酥包入油面团内，稍按扁即擀成长方形，从上至下卷成筒形，按量（12克）切成剂子，按成圆皮，放入馅后收严口子，擀成椭圆形生坯，用花钳把圆坯从顶到底按出一条凸棱，待锅内油烧至六成热时，把生坯下锅炸至见酥浮面，呈浅黄色即熟，出锅后稍晾即成。

便秘型

萝卜红薯粥：白萝卜（250克）洗净，切碎，捣汁，去渣。粳米（100克）淘净，放入锅中，加萝卜汁与适量清水，武火烧沸，放入红薯（25克），改文火熬粥即成。

芝麻粥：黑芝麻（75克）拣去杂质，倒进滤网中，洗净，晾干，倒入锅中炒至有香味，用擀面杖在菜板上把炒熟的黑芝麻压碎。粳米（100克）淘净，小火煮20分钟，倒入一部分压碎的黑芝麻，用勺子不停地搅拌，至粥黏稠，依个人口味，食用的时候再撒上一些压碎的黑芝麻，也可以放少许白糖调味。

腹泻便秘交替型

调气八宝粥：银耳（50克）、香菇（9个）用开水浸泡，水冷后将其蒂去掉，滤干。白芍（15克）、茯苓（25克）、佛手（15克）、预知子（10克）煮水，去渣备用。赤豆（100克）、玉米（60克）、大枣（9个）、莲子（50克）和枸杞子（30克）用冷水洗净，同银耳、香菇一齐放入砂罐中，加清水以文火煮沸，熬成粥，然后调入蜂蜜（3克）。

茯苓香菇饭：干茯苓（20克）置于碗内，用冷水泡1小时，使其柔软，然后捣碎成粉状。香菇（2朵）用水泡开，洗净，切成细丝。粳米（150克）淘净，置于锅内，加水适量，放入香菇丝、茯苓粉，与粳米混合，煮至水将干，将青豌豆（15克）撒在饭面上，闷至饭熟。

▮▶ **食疗菜**

腹泻型

冰糖蒸芡实：锅内注入热水后下入干芡实（300克），水以能淹没芡实为度，置火上，锅中水保持微开，用锅刷反复搓刷；待红衣脱尽后，迅速离火，用温热水冲洗干净，切去两头，放入容器中；注入适量水，沸水旺火时上笼蒸烂（不宜太烂）

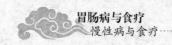

后取出。另用一个碗铺上网油(一方,约 200 平方厘米),将芡实整齐地码在碗内,冰糖(250 克)捣碎洒在上面,用湿棉纸封口,再上笼蒸至极烂。取出碗,揭去纸,把汁倒在火勺内,加饴糖(100 克)收浓,倒出芡实,蘸上汁即成。

薏米莲子猪肚:猪肚(1 个)洗净,水发莲子(30~40 枚)去心,与薏苡仁装入猪肚内,用线缝合;放入锅内,加清水,炖熟透;捞出晾凉,将猪肚切成细丝,同莲子一起放入盘中。将香油(10 克)、食盐(2 克)、葱(2 克)、生姜(3 克)、蒜(2 克)等调料与猪肚丝、莲子拌匀即成。

壮阳狗肉汤:狗肉(250 克)洗净,整块放入开水内氽透,捞出后入凉水内洗净血沫,切成 2~3 厘米长的方块;生姜(5 克)、葱(10 克)切好备用。将狗肉放入锅内,同生姜片煸炒,加入料酒(50 克),然后将狗肉、生姜片一起倒入砂锅内。菟丝子(10 克)、附片(10 克)用纱布袋装好,口扎紧,与食盐(3 克)、葱一起放入砂锅内,加清汤适量,用武火烧沸,文火煨炖,待肉熟烂后即成。

便秘型

松仁玉米:胡萝卜(50 克)去皮,切丁;罐装甜玉米(100 克)沥干水分;青椒(25 克)切小丁;水、蚝油(20 克)、白糖(3 克)放入碗中混合,搅拌均匀成汁。锅内油(15 克)烧至八九成热后,关火倒入松子(60 克),利用油温将松子焐熟后倒出,沥油备用。锅内留底油,加入葱(5 克)、生姜末(3 克)爆炒出香后,下胡萝卜丁翻炒,再下甜玉米粒和青椒丁翻炒均匀,倒入碗汁勾芡,最后下松子翻炒均匀后即可。

土豆炖白菜杏仁:土豆(100 克)削皮,洗净,切块备用;白菜(100 克)洗净,撕成大小适中的片块状,沥干水分备用;杏仁(10 克)用冷水浸泡,减苦味及褪去外皮。在锅内倒入植物油(20 克),待油六成热时放入葱(10 克)、生姜(5 克)及杏仁煸炒出香味,倒入土豆炒透,放白菜(先不放菜叶,菜叶待煮至八成熟时再放入),加水填汤,大火煮开,改为小火炖至菜熟烂,加适量味精调味即可。

腹泻便秘交替型

果仁排骨:草果仁(10 克)、薏苡仁(50 克)分别放在炒锅里炒成黄色,略捣碎;猪排骨(2 500 克)洗净,修砍齐整,生姜(30 克)、葱(30 克)洗净,拍松。锅内注入清水,置中火上,倒入草果仁、薏苡仁、生姜、葱、花椒(5 克)、料酒(30 克)和猪排骨同煮,烧沸后撇净浮沫,待排骨煮至六七成熟时,捞出稍晾,原汤不用。取适量卤汁倒入锅内,文火烧沸,倒入排骨卤至透熟,即时捞出放在盘内。锅置中火上,加入适量的卤汁、冰糖(25 克)、盐(3 克)收成浓汁,均匀地涂在排骨表面,抹上芝麻油（3 克）即成。

【卤汁制作方法：料包（八角、桂皮、草果各 50 克，沙姜、花椒、丁香各 25 克，甘草 50 克）放入开水（1 000 毫升）中，加入酱油（50 克）、料酒（500 克）、冰糖（25 克）、精盐（5 克）、味精（3 克）在慢火上约煮 1 小时。卤汁制成后，最好是隔日使用。】

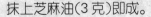 **药茶**

腹泻型

橘莲姜糖饮（寒重者适用）：橘皮（15 克）、莲子（30 克）、生姜（10 克）煮水饮用，也可加红糖（15 克）调味。

三豆汤（热显者适用）：薏苡仁（30 克）、白扁豆（20 克）、赤豆（20 克）打碎，煎煮饮用。

便秘型

萝卜饮：胡萝卜（150 克）、白萝卜（150 克）榨汁饮用，加入盐（1～2 克）调味。

芝麻蜂蜜饮：芝麻（50 克）捣碎榨汁，加入蜂蜜（5 克）拌匀饮用。

杏核露：杏仁（20 克）、核桃（30 克）榨汁，与牛奶（100 克）同煮，温凉饮用，可加蜂蜜（5 克）调味。

溃疡性结肠炎

▌▶ **临床表现**

本病有持续或反复发作的腹泻，黏液脓血便伴腹痛，里急后重和不同程度的全身症状。病程多有缓解与发作交替，除结肠病变外，可有关节炎、皮肤结节性红斑、虹膜炎、葡萄膜炎、口腔溃疡及胆汁淤积性肝炎及肝硬化等肠道外表现。

根据不同的临床表现分为以下辨证类型：

大肠湿热证： 腹痛，腹泻，便下黏液脓血，肛门灼热，里急后重，身热，小便短赤，口干口苦，口臭，舌红，苔黄腻。

脾虚湿蕴证： 大便溏薄，黏液白多赤少，或为白冻，腹痛隐隐，脘腹胀满，食少纳差，肢体倦怠，神疲懒言，舌淡红，边有齿痕，苔白腻。

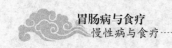
肝郁脾虚证：腹痛即泻，泻后痛减，常因情志或饮食因素诱发大便次数增多，大便稀溏，或黏液便，情绪抑郁或焦虑不安，嗳气不爽，食少腹胀，舌淡红，苔薄白。

脾肾阳虚证：久泻不止，夹有白冻，甚则完谷不化，滑脱不禁，形寒肢冷，腹痛喜温喜按，腹胀，食少纳差，腰酸膝软，舌淡胖，或有齿痕，苔薄白润。

阴血亏虚证：排便困难，粪夹少量黏液脓血，腹中隐隐灼痛，午后低热，盗汗，口燥咽干，头晕目眩，心烦不安，舌红少津，少苔或无苔。

▶ 饮食原则

宜：本病中医病机主要为脾虚湿热所致，故选择食物当以健脾和胃，清热化湿为主。

忌：① 忌各种奶制品。② 忌海鲜及淡水虾、蟹等及各种贝壳类腥膻发物。③ 忌牛肉、羊肉、鸡肉等温热肉类，以免病情加重或复发。

▶ 食疗饭（粥）

大肠湿热证

白扁豆小米粥（脾虚有湿热者更适用）：炒白扁豆（60 克）或鲜扁豆（120 克）用温水浸泡一宿，再与小米（100 克）、白糖适量同煮为粥。

苡仁葛根粥：薏苡仁（50 克）、葛根（30 克）磨粉，与小米（80 克）共煮作粥糊食用。

葛粉羹：葛粉（250 克）捣碎成细末，再制成面条。马齿苋（50 克）、淡豆豉（150 克）用水煮六七沸，去渣取汁，再将葛粉面条放入汁中煮熟，加盐（3 克）调味。

萝卜粥：大萝卜（200 克）煮熟，绞取汁，用粳米（100 克），同萝卜汁煮粥。

米苋粥：紫苋叶（100 克）加水，煎取汁，去滓，同粳米（75 克）煮粥，空腹食用。

止痢粥：马齿苋（150 克）、粳米（75 克）加适量水煮粥，不放盐及其他调味料，空腹食用。

竹笋糯米粥：鲜嫩竹笋（60 克）加糯米（50 克）煮粥食用。

柿子粥：粳米（100 克）煮粥，熟时入干柿末（20 克），再煮 15 分钟即可。

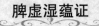

脾虚湿蕴证

补脾益气粥：黄芪（30克）、党参（10克）、陈皮（10克）切片，用冷水浸泡半小时，入砂锅煎沸，煎出浓汁后将汁取出，再在锅中加入冷水如上法再煎，并取汁。将药汁合并后再分成两份，早、晚各用一份，同粳米（90克）加水煮粥，粥成后入白糖调味。

参苓扁豆粥：白茯苓（10克）去黑皮，与党参（10克）、生姜（10克）、白扁豆（20克）水煎，去渣取汁（1 000毫升）。粳米（100克）下入药汁内煮作粥，临熟时加入少许盐，搅和匀。

扁豆薯蓣拨粥：鲜山药（100～150克）或干山药（45克）、白扁豆（30克）洗净，刮去外皮，捣烂或研为细末。将山药、白扁豆与面粉相和，加入冷水调成糊后入沸水中搅匀煮作面粥，再加入葱、生姜、红糖，稍煮即可。

山药莲子粥：干山药片（30克）、糯米（50克）、莲子（30克）加适量白糖同煮成粥。

四白粥：白扁豆（15克）用生姜汁浸泡后去皮，微炒。山药（30克）、薏苡仁30克与白扁豆共挫为细末，加糯米（20克）、粳米（75克）及适量水煮粥。

栗子苓枣粥：栗子（50克）、茯苓（20克）、大枣（10枚）、粳米（60克）共煮粥，可加白糖适量调味。

菱角枣饭：蜜枣（2个）去核，加入菱肉（90克）中，加水少许，磨成糊状，加粳米（100克）煮熟作饭食用。

肝郁脾虚证

豇豆粥：粳米（75克）、绿豆（30克）淘洗干净；豇豆（50克）洗净，切成小段；生姜（3克）研为末。先烧水，水开后放入粳米、绿豆，再放入生姜末，转小火熬。待粥熬至七八成熟时，放入豇豆、油（2克）以及盐（2克），继续熬至粥稠即可。

胡萝卜粥：胡萝卜（50克）洗净，切成小块；生姜（5克）研为末。粳米（75克）淘洗干净，放入适量水煮粥，大火煮开后，放入生姜末，转小火熬。待粥熬至七八成熟时，放入胡萝卜块、油（2克）以及盐（2克），继续熬至粥稠即可。

齿苋荠菜粥：鲜马齿苋（80克）热水中焯一下，或干马齿苋（20克）水泡发后，切碎；荠菜（80克）洗净，切成碎末。粳米（100克）煮粥，至粥八成熟时，放入荠菜、马齿苋末，继续煮至粥稠，加入盐（2克）调味即可。

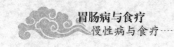

脾肾阳虚证

荜茇扁豆粥：荜茇、胡椒、桂心（各 3 克）筛选干净，打成细末。粳米（100克）、白扁豆（30 克）洗净后，倒入干净锅内，注入清水（约 1 200 毫升），煮至米烂汤酽成粥。将药末洒进粥内，边洒边搅，待洒完、搅匀后即可起锅。空腹服之，可加少许盐调味。

猪肚粥：猪肚（1 个）洗净，去秽气，加入莲肉（30 克）、红枣（30 克）、肉桂（3克）、小茴香（3 克）煮至熟烂后，切小块备用。白糯米（10 克）、粳米（75 克）加适量水煮粥，大火煮开后，改为小火，放入猪肚块，至粥黏稠即可。

阴血亏虚证

蕨菜鸡蛋饼：鸡蛋（3 个）打散，使蛋清与蛋黄混均，加稀面粉汁（50 毫升），放入蕨菜末（40 克），搅匀，和作饼子，煎熟，空腹食用。

▎▶ **食疗菜**

大肠湿热证

番茄炒西兰花：西兰花（150 克）洗净，放入开水中焯 1 分钟后捞出，过凉水；番茄（2 个）洗净，剥去外皮，切成块；蒜（5 克）切成薄片。锅烧热后倒入油（15 克），放入番茄翻炒，再放入西兰花翻炒，炒熟后加入蒜片、盐（1 克）即可出锅。

苋菜肉片汤：猪瘦肉（50 克）洗净，切片；苋菜（150 克）洗净，切段。锅中倒入 3 碗水，煮滚，然后放入苋菜和猪瘦肉，加少许油（2 克），再煮片刻后加盐（1克）调味即可。

香菇扒油菜：香菇（75 克）洗净，剪去根部，再斜刀切成抹刀片；油菜（250克）用清水冲洗干净。锅中放入适量热水，大火烧沸后放入油菜，煮至断生，取出沥干水分；香菇片放入沸水中煮 2 分钟，取出后沥干水分。起锅入油（15克），待油热后，放入将蒜茸（3 克）和葱末（2 克）爆香，然后放入油菜和香菇片，加入盐（2 克）、糖（2 克），翻炒片刻，加入味精（1 克），最后调入水淀粉，将汤汁收稠即可。

清炒马齿苋：马齿苋（500 克）摘去根部和老叶，洗净，切成 3 厘米长的段，入沸水锅内焯水后捞出，沥干水分；蒜（10 克）、生姜（5 克）切为末。锅置旺火上，倒入色拉油（30克），烧至六成热，下生姜、蒜末煸香，再放入马齿苋，加盐、味精，翻炒均匀，淋上香油（5克），出锅装盘即可。

蒜蓉木耳菜：木耳菜（350克）洗净，沥水备用；白皮大蒜（20克）切成末。炒锅中倒入花生油（15克）烧热，放入蒜末稍炒；倒入料酒（10克），放入木耳菜、盐（2克）、味精（1克），浇入香油（8克），出锅即可。

莼菜番茄豆腐：莼菜（15克）放入碗底，香菜（6克）切段后放入碗中；番茄（75克）切片，葱（10克）切成菱形小块，豆腐（75克）切块，备用。锅置于火上，倒入水，加盐（2克），将豆腐放入焯一下取出。另起锅倒入油（15克），放入葱花煸香，倒入清水，加番茄、盐（2克）、味精（1克）、胡椒粉（1克）调味，放入豆腐，用水淀粉勾芡，烧好后浇在装有莼菜的碗中即可。

茭白金针菇：茭白（300克）去壳，切细丝，入沸水中汆烫，捞出沥干；辣椒（25克）去籽，切细丝；水发黑木耳（50克）、生姜（2片）切细丝；香菜（25克）切段；金针菇（150克）洗净，入沸水中汆烫，捞出沥干。锅内加2茶匙油，烧热，爆香生姜丝、辣椒丝，放入茭白、金针菇、黑木耳炒匀，加盐（2克）、糖（2克）、醋（5克）、香油（5克）调味，放入香菜段即可。

脾虚湿蕴证

泥鳅汤：泥鳅（90克）、大蒜头（2个）以猛火炖熟后服用。

赤糖黄鳝粉：黄鳝（1条）去肚杂，以新瓦焙枯。红糖（9克）微炒，与黄鳝一同研末，开水吞服。

温中鲫鱼汤：鲫鱼（1条）洗净，去内脏。豆蔻（3粒）、胡椒（10克）、陈皮（15克）装药袋中，放入鱼肚内，加水适量炖煮，再加生姜（30克）、料酒（15克）去腥味，煮熟食用，加盐（2克）、味精（1克）调味。

肝郁脾虚证

豇豆肉丝：豇豆（100克）冲洗干净，摘除两边的豆筋，切成小段；大蒜（20克）剁成蒜泥。锅烧热，倒入色拉油（15克），放入蒜泥煸炒出香味；放入豇豆，大火煸炒，倒适量水，放一些猪肉丝（50克），大火继续煮。煮熟后放盐（2克）和味精（1克）调味，加水淀粉收汁即可。

胡萝卜排骨：排骨（500克）洗净；甜玉米、胡萝卜（各1根）切块；生姜适量切片。放半锅清水，放入排骨，用大火烧开后，把排骨捞出，洗净备用。砂锅内放适量水烧开，放入排骨、玉米块和生姜片、料酒（1茶匙），用大火烧开后转小

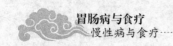

火,加入几滴白醋,小火煮1小时后放入胡萝卜块,小火再煮1小时,放盐(3克)调味即可。

荠菜冬笋:荠菜(100克)去根,冲洗干净,切成小段;冬笋(150克)剥去外壳,冲洗干净,切片。冬笋放入水中煮10分钟左右,出水去涩;冬笋和笋汤分别盛起待用。起油锅,放入冬笋煸炒,在笋汤中加入适量的淀粉搅匀,笋汤倒入锅中,煸炒、勾芡,加入盐(2克)、味精(1克)调味,把荠菜段倒入锅中,煸炒至熟即可。

微波南瓜:南瓜(200克)去皮,切成小块;大蒜(15克)剁成蓉。将南瓜块、蒜蓉放入碗内,加入盐(2克)、生抽(10克)拌匀;盖上碗盖,放入微波炉内,大火微波5分钟;取出,撒上香菜末(5克)即可。

水煮南瓜:老南瓜(200克)去皮,洗净,切成小块;葱切末备用。炒锅里放少量油烧热,先下葱末炒香,然后下南瓜块,翻炒几下后加入少许冷水,改小火加盖炖七八分钟,至南瓜熟软,加少量盐调味即可。

水煮木耳:黑木耳(50克)加水(2大碗),煮至黑木耳熟,先加适量盐(2克)、醋(5克)食黑木耳,后服其汁。

姜黄鸭蛋:生姜(90克)取汁适量,鸭蛋(1个)打入生姜汁内搅匀,入锅煎至八分熟,放入蒲黄末(9克),煎熟即可。

脾肾阳虚证

韭菜炒豆芽:韭菜(150克)洗净,切成小段;绿豆芽(90克)洗净,去头尾,与韭菜一同泡水备用;大蒜(10克)适量切片;豆干(25克)切丝。锅内油烧热后,下蒜片爆香,加入豆干炒至变色,再将沥干水分的韭菜和绿豆芽下锅,大火炒30秒,再加醋(5克)、盐(2克)、味精(1克)、白胡椒粉(1克),炒至绿豆芽稍有出水,即可出锅。

豆蔻鹌鹑汤:鹌鹑(1只)取肉,在热水中焯一下,去掉脂沫;锅内放入清水与肉豆蔻(15克)、生姜(3片)、葱段(20克)及鹌鹑肉,水煎煮至熟,加入盐(3克)、味精(1克)调味即可。

阴血亏虚证

荠菜鸡蛋:荠菜(100克)摘洗干净;葱切为碎末。开水锅里滴几滴油,再加盐(3克),将荠菜用沸水焯烫一下,控干水分后,切成碎末。荠菜里打入鸡蛋(3个),再加入葱末(3克)、盐(1克),搅拌均匀。平底锅里加油(20克)烧热,倒入荠菜鸡蛋液,一面煎熟后,翻面煎至金黄色,即可。

银耳西芹:银耳(90 克)用水泡发,洗净,掰成小朵;西芹(150 克)洗净,切成段。烧开水,放入西芹焯 2 分钟,捞出后过冷水。锅里放油(15 克),油热后放入西芹煸炒,加盐(2 克)、糖(1 克)翻炒入味,最后放入银耳,煸炒至熟即可。

茜草炖甲鱼:净马蹄鳖(1 只,约 600 克)去内脏,剁成块;茜草(15 克)煮水备用;生姜(15 克)切片备用。甲鱼块下入沸水锅内煮开后捞出,冲洗干净,沥去水。将甲鱼块按原形码入砂锅内,放入葱结(15 克)、生姜片、火腿骨(1 根)、料酒(25 克)、植物油(25 克)、盐(3 克)、茜草水、冰糖(3 克)烧开,撇净浮沫,炖至熟烂,去掉火腿骨,加胡椒粉(1 克)、芝麻油(10 克)即成。

玉米须炖龟肉:龟(1 只,约 120 克)放入盆中,倒入热水,使其排尽尿液,洗净、剁去头、足,除去内脏。龟肉与玉米须(600 克)一起放入锅内,加水适量,料酒(30 克)、醋(10 克)去腥气,先用武火煮开,再用文火慢炖至熟透,加盐(3 克)、味精(1 克)即可。

▌▶ 药茶

大肠湿热证

荸荠豆浆:荸荠(50 克)用清水洗去泥沙,用沸水烫约 1 分钟,去壳,放在臼内捣烂,再用洁净的纱布绞汁待用。生豆浆(250 克)放在锅内,置中火上烧沸后,掺入荸荠汁,待再沸后,即可离火倒入碗内,加白糖(25 克)搅匀即成。

苜蓿汁:苜蓿(30 克)水煎,加蜂蜜 30 克,调匀饮用。

甜菜汁:甜菜(3 棵)须连根,洗净,放入砂锅内,加清水(3 茶碗),煎 1 小时,过滤取汁,温服。

香椿汁:鲜香椿叶(60 克)水煎服。

无花果汁:无花果干果(15 克)水煎,调入冰糖(3 克)服用。

脾虚湿蕴证

炒白面:白面(500 克)炒至焦黄,每日空腹以温水调服 1 汤匙。

荞麦面糊:荞麦面(20 克)炒熟,以白糖(20 克)水调服。

栗子羹:栗子去壳(100 克)磨粉,煮成如糊状,加白糖(10 克)适量,口服。

莲子粉:老莲子(100 克)去心,研为末,每用 10 克,以陈米汤调服,每日

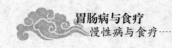

1次。

肝郁脾虚证

橘饼汤：橘饼（1个）切成薄片，放碗内，冲入沸水，盖上碗盖，泡出汁，饮汁食饼。

山楂煎：山楂炭研粉，加白糖（10克）冲服，或配茶叶（10克）、生姜（15克）煎服。

蕨菜散：取新生蕨菜，不限多少，阴干为细散，每日10克，空腹以陈米饮调服。

鲜梅膏：鲜杨梅（500克）去核，捣烂取汁，文火煎至胶状，每次饭前取3克冲服。

脾肾阳虚证

秫米鲫鱼汤：秫米（10克）、鲫鱼（2条）、薤白（130克）加料酒（25克）、醋（10克）共煮汤，加盐（3克）、味精（1克）食用。

石榴粉：陈石榴（250克）焙干，研为细末，每次取10～12克，以米汤调服。

川椒丸：川椒微炒出汗，捣罗为末，炼蜜和丸，如绿豆大，每次以粥服下5丸，每日3～4次。

糯米山莲散：糯米（500克）水浸一宿，沥干，慢火炒至极干，研为细末；准山药、芡实、莲肉（各30克）与胡椒末（2克）共研为末。以上各味和匀，每日清晨取用15克，加红糖（2匙），以滚汤调服。

阴血亏虚证

乌梅汤：红砂糖（250克）、乌梅（60克）加水2碗，煎至1碗，时时饮用。

黑木耳芝麻茶：炒锅置中火上烧热，将黑木耳（30克）下入锅中，不断翻炒，待黑木耳的颜色由灰转黑且略带焦味时，起锅装入碗内待用。锅内倒入黑芝麻（15克）略炒出香味，掺入清水（约1500毫升），同时下入生黑木耳（30克）及炒焦的黑木耳，用中火烧沸约30分钟，即可起锅；用洁净双层细纱布过滤，所得滤液装在器皿内即成。每次饮用100～120毫升，可加白糖（20～25克）调味。亦可将炒焦的黑木耳、炒香后的黑芝麻，同生黑木耳一起和匀收藏，每次取5～6克，加沸水120毫升泡茶饮服。

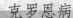

克罗恩病

▌▶ 临床表现

本病与溃疡性结肠炎同属于炎症性肠病，表现为肉芽肿性炎症病变，可合并纤维化与溃疡，并可侵及整个胃肠道的任何部位，病变呈节段性或跳跃性分布，并可侵及肠道以外。常出现腹痛、腹泻、腹部肿块、腹胀、恶心、呕吐、血便、胃肠道梗阻、肛瘘等。病症多以腹痛为起始，发病较急，一般腹痛位于脐周和右下腹，为间歇性的阵发性疼痛，有时可累及全腹。胃肠道外表现主要有关节炎、杵状指、结节性红斑、虹膜睫状体炎、泌尿系结石等。

根据临床表现可分为以下证型：

大肠湿热证：腹痛，腹泻，便下黏液脓血，肛门灼热，里急后重，身热，小便短赤，口干口苦，口臭，舌红，苔黄腻，脉滑数。

脾虚湿蕴证：大便溏薄，黏液白多赤少，或为白冻，腹痛隐隐，脘腹胀满，食少纳差，肢体倦怠，神疲懒言，舌淡红，边有齿痕，苔白腻，脉细弱或细滑。

肝郁脾虚证：腹痛即泻，泻后痛减，常因情志或饮食因素诱发大便次数增多，大便稀溏，或黏液便，情绪抑郁或焦虑不安，嗳气不爽，食少腹胀，舌淡红，苔薄白，脉弦或弦细。

阴虚血瘀证：排便困难，粪夹少量黏液脓血，腹中隐隐灼痛，或可见腹部包块，午后低热，盗汗，口燥咽干，头晕目眩，心烦不安，舌红少津，少苔或无苔，脉细数。

▌▶ 饮食原则

宜：易于消化的少渣饮食，对异体蛋白过敏者限制食用动物蛋白。

忌：禁食用油煎炸的食品，烹调多以烩、蒸、煮、炖为宜。禁食各种奶制品，海鲜及淡水虾、蟹，贝壳类腥膻发物，牛肉、羊肉及鸡肉等温热肉类，以免病情加重或复发。

▌▶ 食疗饭（粥）

大肠湿热证

白扁豆小米粥（脾虚有湿热者更适用）：炒白扁豆（60 克）或鲜扁豆（120 克）

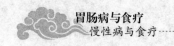

用温水浸泡一宿,再与小米(100克)、白糖适量同煮为粥。

芦苡葛根粉:薏苡仁(30克)、芦根(30克)、葛根(100克)磨粉,作粥糊食用。

芡实葛粉羹:葛粉(250克)、芡实(150克)捣碎成细末,再制成面条。马齿苋(50克)、淡豆豉(150克)用水煮六七沸,去渣取汁,再将适量葛粉面条放入汁中煮熟。

萝卜莲子粥:大萝卜(1500克)煮熟,绞取汁;带心莲子(20克)泡软,与粳米(100克)、萝卜汁煮粥。

米苋粥:紫苋叶(100克)加水,煎取汁,去滓,同粳米(75克)煮粥,空腹食用,可加盐(2克)调味。

马齿苋粥:马齿苋(150克)入热水中焯一下,切成碎末。粳米(75克)加适量水煮粥,煮至八成熟时,放入马齿苋,煮至米熟,不放盐及其他调味料,空腹食用。

脾虚湿蕴证

参苓莲子粥:白茯苓(10克)去黑皮,与人参(10克)、生姜(10克)水煎,去渣取汁。莲子(30克)泡软后与粳米(100克)下入药汁内煮作粥,临熟时加入少许盐,搅和匀。

公英四白粥:白扁豆(15克)用生姜汁浸泡后去皮,微炒。蒲公英(15克)、山药(30克)、薏苡仁30克与白扁豆共挫为细末,加糯米(20克)、粳米(75克)及适量水煮粥。

栗子茯苓粥:茯苓(20克)打粉。栗子(50克)、粳米(60克)共煮粥,粥快好时撒入茯苓粉,搅至粥稠,可加白糖(2克)调味。

菱角米糊:红枣(20克)去核,加入菱肉(90克)中,加水少许,磨成糊状,水煮成米糊,加盐(3克)调味食用。

肝郁脾虚证

马齿苋豇豆粥:粳米(75克)、绿豆(30克)淘洗干净;豇豆、马齿苋(各50克)洗净,切成小段;生姜(2克)研为末。先烧水,水开后放入粳米、绿豆,再放入生姜末,转小火熬。待粥熬至七八成熟时,放豇豆、马齿苋、油(2克)以及盐(2克),继续熬至粥稠即可。

胡萝卜陈皮粥:胡萝卜(50克)洗净,切成小块;陈皮(15克)、生姜(2克)研为末。粳米(100克)淘洗干净,放入适量水煮粥,大火煮开后,放入生姜末、陈皮末,转小火熬。待粥熬至七八成熟时,放入胡萝卜块、油(2 克)以及盐(2 克),继续熬至粥稠即可。

荠菜粥:荠菜(80 克)洗净,切成碎末。粳米(100 克)煮粥,至粥八成熟时,放入荠菜末,继续煮至粥稠即可,可加盐(2 克)调味。

猪肚粥:猪肚(1 个)洗净,去秽气,加入莲肉(30 克)、黑豆(30 克)、肉桂(3 克)、小茴香(3 克)煮至熟烂后,切小块备用。白糯米(10 克)、粳米(75 克)加适量水煮粥,大火煮开后,改为小火,放入猪肚块,至粥黏稠即可。

阴虚血瘀证

香椿鸡蛋饼:香椿(80 克)热水中焯一下,切成碎末。鸡蛋(3 个)打散搅匀,加稀面粉(75 克),盐(2 克),和作饼子,煎熟,空腹食用。

▌▶ 食疗菜

大肠湿热证

番茄炒西兰花:西兰花(150 克)洗净,在开水中焯 1 分钟后捞出,过凉水,剥皮,切块;蒜(5 克)切成薄片。锅烧热后倒入油(15 克),放入番茄翻炒,再放入西兰花,炒熟后加入蒜片、盐(1 克)即可出锅。

蕨菜苋菜肉片汤:猪瘦肉(50 克)洗净,切片;蕨菜(100 克)洗净,切段。锅中倒入 3 碗水,煮滚,然后放入蕨菜和猪瘦肉,加少许油(2 克),再煮片刻后加盐(1 克)调味即可。

蘑菇扒油菜:蘑菇(75 克)洗净,剪去根部,再撕成小片;油菜(150 克)用清水冲洗干净。锅中放入适量热水,大火烧沸后放入油菜,煮至断生,取出沥干水分;蘑菇片放入沸水中煮 2 分钟,取出后沥干水分。起锅入油(2 克),待油热后,放入将蒜茸(2 克)和葱末(2 克)爆香,然后放入油菜和香菇片,加入盐(2 克)、糖(1 克),翻炒片刻,加入味精(1 克),最后调入水淀粉,将汤汁收稠即可。

清炒米苋:米苋(500 克)摘去根部和老叶,洗净,切成 3 厘米长的段,入沸水锅内焯水后捞出,沥干水分;蒜(10 克)、生姜(5 克)切为末。锅置旺火上,倒入色拉油(30 克),烧至六成热,下生姜、蒜末煸香,再放入米苋,加盐、味精,翻炒均匀,淋上香油(5 克),出锅装盘即可。

炒黑木耳:水发黑木耳(350 克)洗净,撕成小朵,沥水备用;白皮大蒜(15

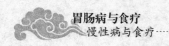

克)切成末。炒锅中倒入花生油(15克)烧热,放入蒜末稍炒;倒入料酒(3克),放入黑木耳、盐(2克)、味精(1克),浇入香油(8克),出锅即可。

苦瓜茄子煲:茄子(500克)洗净,切去茄子的两头,剞上花刀,切成小段;苦瓜(100克)切成片,用热水焯过,备用。炒锅烧热,注入植物油(25克),烧至七成热时,倒入茄子,用漏勺翻动,至茄子失水变软时,用漏勺捞出,控干油。原锅内加入植物油(10克),烧至七成热时,放入葱段(10克)、生姜丝(5克)、蒜泥(5克),煸炒至发出香味,加豆瓣酱(15克)炒散,加入苦瓜,翻炒几下后加入茄子,再加酱油(10克)、盐(3克)、味精(1克)炒匀,用水淀粉调稀、勾芡,倒入煲锅中。将煲锅放火上,用小火煲10分钟左右,加入醋(3克)、葱花,淋上少许香油(1克)即可。

莴苣金针菇:莴苣(300克)去硬皮,切细丝,入沸水中氽烫,捞出沥干;辣椒(25克)去籽,切细丝;水发黑木耳(50克)、生姜(2片)切细丝;香菜(25克)切段;金针菇(150克)洗净,入沸水中氽烫,捞出沥干。锅内加2茶匙油,烧热,爆香生姜丝、辣椒丝,放入莴白、金针菇、黑木耳炒匀,加盐(2克)、糖(2克)、醋(5克)、香油(5克)调味,放入香菜段即可。

脾虚湿蕴证

豆腐泥鳅:泥鳅(90克)、大蒜头(2个)以猛火炖至八成熟后,放入嫩白豆腐(100克),煮至全熟服用。

煎黄鳝:黄鳝(10条)去肚杂,淋水,用盐(3克)腌制40分钟,备用。锅热后,放油(25克),煎黄鳝至黄色酥脆即可食用。

肝郁脾虚证

蒜蓉豇豆肉丝:豇豆(100克)冲洗干净,摘除两边的豆筋,切成小段;大蒜(30克)剁成蒜泥。锅烧热,倒入色拉油(20克),放入蒜泥煸炒出香味;放入豇豆,大火煸炒,倒适量水,放一些猪肉丝(20克),大火继续煮。煮熟后放盐(2克)和味精(1克)调味,加水淀粉收汁即可。

土豆排骨:排骨(500)克洗净,甜玉米(1根)、土豆(2个)切块;生姜(5克)适量切片。放半锅清水,放入排骨,用大火烧开后,把排骨捞出,洗净备用。砂锅内放适量水烧开,放入排骨、玉米块和生姜片、料酒(1茶匙),用大火烧开后转小火,加入几滴白醋,小火煮1小时后放入土豆块,小火再煮40分钟至土豆熟,放盐(3克)调味即可。

苋菜冬笋：苋菜(100 克)去根,冲洗干净,切成小段;冬笋(90 克)剥去外壳,冲洗干净,切片。冬笋放入水中煮 10 分钟左右,出水去涩;冬笋和笋汤分别盛起待用。起油锅,放入冬笋煸炒,在笋汤中加入适量的淀粉搅匀,笋汤倒入锅中,煸炒、勾芡,加入盐(2 克)、味精(1 克)调味,把苋菜段倒入锅中,煸炒至熟即可。

水煮山药南瓜：老南瓜(200 克)去皮,洗净,切成小块;山药(30 克)去皮,洗净,切片;葱(10 克)切末备用。炒锅里放少量油(15 克)烧热,先下葱末炒香,然后下南瓜块,翻炒几下后加入少许冷水,放入山药,改小火加盖炖七八分钟,至南瓜熟软,加盐(3 克)调味即可。

黑木耳冬菇佛手：佛手(10 克)、冬菇(150 克)用水泡 3 小时,黑木耳(50克)用水泡发,泡好的冬菇、佛手、黑木耳洗净,控净水分,大块的手撕成小块;生姜切丝(15 克)备用。将冬菇、佛手、黑木耳及生姜丝在水中焯一下,放入碗中,加盐(2 克)、料酒(10 克)、生抽(10 克)、白糖(1 克)调味,即可。

阴虚血瘀证

蕨菜鸡蛋：蕨菜(100 克)摘洗干净;葱(10 克)切为碎末。开水锅里滴几滴油,再加少许盐,将蕨菜用沸水焯烫一下,控干水分后,切成碎末。蕨菜里打入鸡蛋(3 个),再加入葱末、盐(2 克),搅拌均匀。平底锅里加油(25 克)烧热,倒入荠菜鸡蛋液,一面煎熟后,翻面煎至金黄色即可。

木耳西芹：木耳(50 克)用水泡发,洗净,掰成小朵;西芹(100 克)洗净,切成段。烧开水,放入木耳焯 2 分钟,捞出后过冷水。锅里放油(15 克),油热后放入西芹煸炒,加盐(2 克)、糖(2 克)翻炒入味,最后放入木耳,煸炒至熟即可。

炖甲鱼：净马蹄鳖(1 只,约 600 克)去内脏,剁成块;火腿(75 克)、生姜(15克)切片备用。甲鱼块下入沸水锅内煮开后捞出,冲洗干净,沥去水。将甲鱼块按原形码入砂锅内,放入火腿片、葱结(15 克)、生姜片、火腿骨(1 根)、料酒(25克)、猪油(25 克)、盐(3 克)、清汤、冰糖(3 克)烧开,撇净浮沫,炖至熟烂,去掉火腿骨,加胡椒粉(1 克)、芝麻油(10 克)即成。

玉米须炖龟肉：龟(1 只,约 120 克)放入盆中,倒入热水,使其排尽尿液,洗净,剁去头、足,除去内脏。龟肉与玉米须(600 克)、红花(10 克)一起放入瓦锅内,加水适量,先用武火煮开,再用文火慢炖至熟透即可。

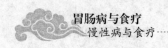

▎▶ **药茶**

大肠湿热证

荸荠绿豆浆：荸荠(50 克)用清水洗去泥沙,用沸水烫约 1 分钟,放在臼内捣烂,再用洁净的纱布绞汁待用。绿豆(250 克)榨汁,倒入锅内,置中火上烧沸后,掺入荸荠汁,待再沸后,即可离火倒入碗内,加白糖(25 克)搅匀即成。

苜蓿黄瓜汁：苜蓿(30 克)、黄瓜(50 克)水煎,加蜂蜜(30 克)调匀饮用。

苦瓜汁：鲜苦瓜(100 克)捣烂、绞汁,与蜂蜜水(150 毫升)搅匀服。

香椿汁：鲜香椿叶(60 克)水煎服,可加白糖(10 克)调味。

无花果汁：无花果干果(15 克)水煎,调入冰糖(5 克)服用。

脾虚湿蕴证

栗子荞麦米糊：栗子(100 克)磨粉,与荞麦面(20 克)煮成糊状,加白糖(10 克)调味。

笋干鲫鱼汤：笋干(10 克)、鲫鱼(1 条)共煮汤,加料酒(20 克)、醋(10 克)去腥,酌加盐(3 克)调味食用。

肝郁脾虚证

山楂橘饼粉：山楂炭(15 克)、橘饼(15 克)研粉,加白糖(10 克)冲服,或配茶叶(10 克)、生姜(10 克)煎服。

蕨菜香椿散：取新生蕨菜、香椿芽(不拘多少),阴干为细散,每日 10 克空腹以陈米汤调服。

乌梅杨梅膏：鲜杨梅(100 克)、乌梅(100 克)去核,捣烂取汁,文火煎至胶状,每次饭前取 3 克冲服。

小米山莲豆汤：赤豆、莲肉(各 30 克)先过夜浸泡至软,与小米、山药(各 30 克)共煮汤,加白糖(5 克)调味。

阴虚血瘀证

酸梅汤：红砂糖(100 克)、乌梅(30 克)、山楂(30 克)加水 2 碗,煎至 1 碗,时时饮用。

肠道肿瘤

▶ 临床表现

肠道肿瘤发病与过食肥甘、霉变食物有关，或因大肠长期慢性疾病刺激引起恶变而成。临床症状有：大便形状或大便习惯发生改变，血便或黏液血便，腹痛，腹部包块，里急后重，贫血消瘦等。如为恶性肿瘤，随着疾病的发展，晚期可见肝肿大、黄疸、腹水，甚至肠穿孔。肠道肿瘤起病隐匿、早期无明显症状、相对其他肿瘤病情发展较缓慢，早期发现，进行治疗，则预后较好。

根据临床表现分为如下中医证型：

脾肾阳虚证：腹胀隐痛，久泻不止，大便夹血，血色黯淡，或腹部肿块，面色萎黄，四肢不温，舌淡胖，苔薄白。

肝肾阴虚证：腹胀痛，大便形状细扁，或带黏液脓血或便干，腰膝酸软，失眠，口干咽燥，烦躁易怒，头昏耳鸣，口苦，肋胁胀痛，五心烦热，舌红，少苔。

气血两亏证：体瘦腹满、面色苍白、肌肤甲错，食少乏力，神疲乏力，头昏心悸，舌淡，苔薄白。

痰湿内停证：里急后重，大便脓血，腹部阵痛、舌红或紫暗，苔腻。

瘀毒内结证：面色黯滞，腹痛固定不移，大便脓血，血色紫暗，口唇黯紫，或舌有瘀斑，或脉涩，或固定痛处。

▶ 饮食原则

宜：均衡营养，在饮食中增加纤维类、胡萝卜素、维生素 E 和必要的矿物质。

忌：禁食炙烤腌制食物，少吃高脂、高油、多盐的食物，并忌食发物，如狗肉、蚕蛹、虾、蟹、螺、烟、酒等容易动风化火、生痰的食物。热盛者忌食辛热温燥之品，以免助邪。

▶ 食疗饭（粥）

脾肾阳虚证

荜茇拔契粥：荜茇、胡椒、拔契（各 3 克）筛选干净，打成细末。粳米（100 克）淘净后，倒入干净锅内，注入清水（约 1 000 毫升），煮至米烂汤稠成粥。将药末

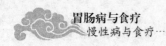

洒进粥内,边洒边搅,待洒完、搅匀后即可起锅。空腹服之,可加少许盐调味。

肝肾阴虚证

桑仁粥:桑椹(30 克)浸泡片刻,洗净后与小米(100 克)同入砂锅煮粥;粥熟后,加入冰糖(10 克)溶化即可。

气血两亏证

红枣糯米粥:山药(400 克)、薏苡仁(500 克)去除杂质备用。薏苡仁洗净下入锅内,注入清水适量,置火上煮至开裂时,再将糯米(2 500 克)、大枣(50 克)洗净后同时下入锅中煮至米烂。山药打成粉,待米烂时,边搅边洒入锅内,约隔 20 分钟后,加入荸荠粉(100 克),搅匀后即停止加热。将粥装入碗内,每碗加入白糖(25 克)即可。

痰湿内停证

香菇薏苡仁饭:生薏苡仁(50 克)洗净,浸透心;香菇(50 克)用温水发,浸出液沉淀、滤清备用;香菇、油豆腐(3 块)切成小块。将粳米(250 克)、薏苡仁、香菇、油豆腐、香菇浸出液加入盆中混匀,加油(10 克)、盐(2 克)调味,撒上小半碗青豆(约 15 克),上笼蒸熟即可。

竹叶绿豆粽:新鲜箬竹叶(1 000 克)洗净、滤干;绿豆(500 克)冷水浸泡半小时,与糯米(2 000 克)一起洗净,滤干,捶匀。用竹叶 4 张、绿豆糯米(30～40 克)包成三角粽或四角粽,用线扎牢。然后将粽子放于锅内,冷水浸没,用旺火煮3～4 小时,直到汤变浓,糯米、绿豆均熟为止。

赤豆茯苓粥:茯苓(15 克)研成粉;赤豆(18 克)、粳米(60 克)加水适量,煮粥,等粥将成时加入茯苓粉调匀。

瘀毒内结证

芦笋粥:鲜芦笋(30 克)洗净,加水煎煮去渣,放入粳米(50 克)共煮为稀粥。

▌▶ **食疗菜**

脾肾阳虚证

莲子山药牛肉汤:牛肉(250 克)、山药(30 克)、莲子(30 克)、茯苓(30 克)、小茴香(30 克)、大枣(30 克)加水适量,小火炖至牛肉烂熟,酌情加盐调味,饮汤吃肉。药物除小茴香外,均可食用。

肝肾阴虚证

番茄鸡蛋汤:将番茄(400 克)洗净后,切成厚片;鸡蛋(1 个)打成鸡蛋糊,加盐(1 克)。将番茄片倒入热锅里,煸炒后加入一碗半清水,旺火煮开后,缓缓倒入鸡蛋糊,并用勺轻轻地在锅底推几下,待汤微开时,加入盐(1 克)和油(1 克)。

气血两亏证

八宝鸡汤:党参(5 克)、茯苓(5 克)、炒白术(5 克)、炙甘草(2.5 克)、熟地黄(7.5 克)、白芍(5 克)、当归(7.5 克)、川芎(3 克)装入洁净纱布袋内,扎口备用。母鸡(1 只,约 1 500 克)宰杀后,去毛及内脏,洗净,猪肉(750 克)洗净,猪杂骨(750 克)捶破;生姜(5 克)拍破,葱(5 克)切成段。将鸡肉、猪肉、猪杂骨、药袋放入锅内,加水适量,先用武火烧开,撇去浮沫,加入葱、生姜、料酒,改用文火煨炖至肉烂,将药袋捞出不用,捞出鸡肉、猪肉切好,再放入锅内,加少许盐、味精调味即成。

滑炒鸡肝:山药(100 克)切片、烘干,打成细末待用;鸡肝(400 克)清水洗净,切成片;生姜(10 克)、葱(15 克)洗净,生姜切成大片,葱取一些切成细葱花,剩余的切成段;鸡蛋打散装在碗内,加入水淀粉(100 克)、山药粉调成糊待用。鸡肝切片装入碗内,加入生姜、葱、料酒(10 克)、胡椒粉(5 克)、食盐(3 克)、味精(1.5 克)略腌后,再用蛋糊上浆拌匀。炒锅烧热后,倒入花生油,待油至六成热时下入鸡肝翻炒,放入葱花、花椒粉(2 克),淋上芝麻油(5 克),翻炒几下装盘即成。

痰湿内停证

开洋冬瓜汤:冬瓜(150 克)切成 4 厘米长、7 毫米厚的片;开洋用温水洗去灰沙。锅中注入高汤,旺火烧开,加入冬瓜、橘皮(10 克)、开洋(10 克)、盐(2克),烧 20 分钟左右,待冬瓜煮熟,加入葱花(10 克)、味精(1 克)、熟植物油(2克)即可。

瘀毒内结证

大蒜烧茄:将鲜茄子(500 克)去蒂,用清水洗净,剖成两瓣,在每瓣的表面上

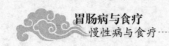

划约 1 厘米宽的十字花刀,然后切成约 4 厘米长,2 厘米宽的长方块(深切不断);生姜(5 克)、葱白(10 克)洗净后切成生姜末、葱花;大蒜(25 克)去净表皮,洗净,切成两瓣,待用。炒锅置武火上烧热后,倒入菜油(50 克),炼至油泡散尽冒青烟时离火,待油温稍降后,将茄子逐个放入锅中翻炒,再下入生姜末、酱油(10 克)、盐(2 克)、蒜瓣及清汤(200 克),烧沸后,用文火焖 10 分钟,翻匀,撒入葱花;再用白糖(5 克)、干淀粉(10 克)加水调成芡,收汁合匀,加入味精(1 克),起锅装盘即成。

芦笋冬菇炒蛋肉:芦笋(250 克)、冬菇(30 克)洗净,切丝;葱(1 根)洗净,切段;猪瘦肉(120 克)洗净,切丝,打入鸡蛋(1 个),拌匀。起油锅,放入蛋拌的肉丝,炒熟铲起。起油锅,放葱段略炒,迅速放入芦笋丝、冬菇丝炒至将熟,放入肉丝,加盐(2 克)、味精(1 克),略炒即可。

▌▶ 药茶

脾肾阳虚证

黑豆核桃汁:黑豆(40 克)、生姜(15 克)、核桃(50 克)打汁,加红糖(15 克)调味饮用。

肝肾阴虚证

芝麻白糖糊:芝麻(500 克)拣净,放入铁锅内,用文火炒香后晾凉,捣碎后,装入瓦罐内。用时加白糖(2 克)、开水,搅成糊即可。

气血两亏证

花生衣红枣汁:花生米(100 克)温水泡半小时,取皮。干红枣(50 克)洗净后温水泡发,与花生衣同放锅内,倒入泡花生米的水,另加清水适量,小火煎半小时,捞出花生衣,加红糖(3 克)即成。

痰湿内停证

柚子梨汁:柚子(100 克)、梨(100 克)榨汁,放入冰糖(3 克)调味。

瘀毒内结证

胡萝卜马蹄煲竹蔗:胡萝卜(250 克)、马蹄(250 克)、竹蔗(1 条)放入锅内,加适量水,煮沸后,再用文火煮 1 小时。

胃肠道息肉

▶ 临床表现

大肠息肉是指大肠黏膜上的单个或多个赘生物。以腹痛或腹部胀满不适,大便溏泻或黏液便,或便血、便秘等为临床表现。

按照临床表现分为如下中医证型:

湿瘀阻滞证: 大便溏烂不爽或黏液便,或见便下鲜红或暗红血液,或腹痛腹胀,或腹部不适,脘闷纳少。舌偏暗或有瘀点、瘀斑,苔白厚或腻。

肠道湿热证: 腹胀腹痛,大便溏泻,或黏液便,泻下不爽而秽臭,或有便血,或大便秘结,兼口渴喜饮,小便黄,肛门灼热坠胀,舌偏红,舌苔黄腻。

脾虚夹瘀证: 见腹痛隐作,大便溏薄,便血色淡,神倦乏力,面色萎黄,纳呆,或畏寒、四肢欠温,舌淡胖而暗,或有瘀斑、瘀点。

▶ 饮食原则

宜:① 宜食易消化的食物。② 宜食当季蔬菜水果。③ 当保持大便通畅,既要避免便秘又要避免腹泻。

忌:① 少食生冷及煎炸类食物。② 忌食腌制食品。

▶ 食疗饭(粥)

湿瘀阻滞证

赤豆豌豆粥:赤豆(50 克)用冷水泡 1～2 小时,使其柔软;青豌豆(30 克)用水泡,洗净,备用。粳米(100 克)淘净,置于锅内,加水适量,放入赤豆、青豌豆,与米混合,煮至粥成。

茯苓香菇饭:干茯苓(20 克)置于碗内,用冷水泡 1 小时,使其柔软,然后捣碎成粉状。香菇(2 朵)用水泡开,洗净,切成细丝。粳米(150 克)淘净,置于锅内,加水适量,放入香菇丝、茯苓粉,与粳米混合,煮至水将干,将青豌豆(15 克)撒在饭面上,闷至饭熟。

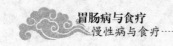

肠道湿热证

萝卜薏米粥：白萝卜(250 克)洗净,切碎,捣汁,去渣。粳米(100 克)、薏苡仁(30 克)淘净、泡软,放入锅中,加萝卜汁与适量清水,武火烧沸,改文火熬粥即成。

银耳绿豆粥：银耳(10 克)、绿豆(25 克)筛选干净,浸泡备用。粳米(150 克)淘洗后,同绿豆倒入干净锅内,注入清水(约 2 000 毫升),煮至米八成熟,放入银耳,至米豆熟烂汤稠成粥。

黄花菜粥：鲜黄花菜(50 克)或干黄花菜(20 克)加水适量煎煮,再入粳米(50 克)煮粥,加适量盐调味即成。

山楂麦芽萝卜粥：麦芽(15 克)打粉。粳米(100 克)煮粥,放入山楂(15 克)与萝卜(15 克),掺入麦芽粉,至粥稠即可食用。

脾虚夹瘀证

黄芪薏苡仁赤豆粥：黄芪(10 克)煮水,去渣;薏苡仁(30 克)、赤豆(15 克)筛选干净,浸泡备用。粳米(50 克)淘洗干净后,与薏苡仁、赤豆共同倒入干净锅内,注入黄芪水,煮至熟烂汤稠成粥。

▮▮▶ 食疗菜

湿瘀阻滞证

全菌汤锅：鲜鸡一只洗净,切成小块,放入沸水中煮一下,去腥捞出,在清水里冲洗干净。锅里放清水,放入鸡块,烧开后撇去浮沫,加料酒(20 克),下入葱(10 克)、生姜(10 克)、洋葱(10 克),用中火炖至鸡肉软烂。蘑菇(50 克)、香菇(75 克)、平菇(50 克)、金针菇(75 克)洗净,剪去根部;香菇斜划成十字花形;蘑菇密密地切上若干刀,底部不要切断;平菇撕成条。将鸡汤倒入火锅,加盐(2克)、胡椒粉(1 克)、葱(10 克)、生姜(5 克)、料酒(20 克)烧开,放入各种菌菇、香菜(10 克)即可。用芝麻酱、芝麻油、辣油、蒜末、鲜酱油调成蘸料蘸食。

肠道湿热证

菠菜薏苡仁赤豆羹：鲜嫩菠菜(200 克)用清水轻轻漂洗,切碎,捣烂,搅成泥糊状。薏苡仁(50 克)、赤豆(50 克)洗净后,放入砂锅,加水适量,煮沸后改用小火煨炖 1 小时,煮至薏苡仁、赤豆呈烂花状,加菠菜泥糊、白糖(10 克)拌匀,继续煮沸即成。

凉拌黄花菜:黄花菜(60 克)用清水泡半小时左右;黄瓜(15 克)、胡萝卜(20克)、生姜(10 克)洗净、切丝;蒜(5 克)洗净备用。锅内加入适量清水煮沸,加入少量油,将黄花菜放入沸水煮 4~5 分钟,煮熟后捞出放入凉开水中。再以同样的方法处理胡萝卜丝。锅中加少量油烧热,爆香生姜丝和蒜头,用油煎一下生的蚝油(15克),关小火倒入酱油(20 克)。将黄花菜捞出并倒入锅内,再将胡萝卜丝及黄瓜丝一并加入,迅速拌匀,加少量芝麻油和白醋拌匀,因人而异可适当再加些其他配料。

脾虚夹瘀证

姜橘椒桃鱼羹:鲜鲫鱼(1 尾,约 250 克)去鳞、内脏,洗净。生姜(30 克)洗净,切片,与橘皮(10 克)、胡椒(3 克)、桃仁(10 克)共装入纱布袋内,口扎好后填入鱼腹中,加黄酒(10 克)、盐(2 克)、水适量,用小火煨熟即成。

黄芪猴头桃仁汤:猴头菇(150 克)冲洗后用温水发胀,约 30 分钟后捞出,削去底部的木质部分,再洗净,切成约 2 毫米厚的大片;发猴头菇的水用纱布过滤待用。桃仁(10 克)煮水,去渣备用。鸡肉(250 克)洗净后剁成约 3 厘米长、1.5厘米宽的条块;黄芪(30 克)用温毛巾揩净后切成马耳形薄片;生姜(15 克)、葱白(20 克)均切成细节,小白菜心(100 克)洗净待用。锅烧热后注入植物油(20克),投入黄芪、生姜、葱、鸡块共煸炒,再放入盐(5 克)、料酒(10 克)、发猴头菇和煮桃仁的水和少量清汤(750 克),用武火烧沸后再用文火烧约 1 小时左右,然后下入猴头菇片再煮半小时,即可洒入胡椒面合匀。先捞出鸡块放在碗底部,再捞出猴头菇片盖在上面。汤中下入小白菜心,略煮片刻舀入碗内即成。

红花茄汁煨金球:鹌鹑蛋(250 克)放入白水中煮熟后,剥去蛋壳;番茄(100克)用十字刀划破表皮,用开水烫裂表皮,去籽、剥皮,剁成蓉。热锅温油(30 克)小火,放入鹌鹑蛋微炸,至表皮金黄起皱,捞起沥油。锅内留少许底油爆香蒜蓉(5 克),加入番茄蓉、红花(10 克)、番茄酱(30 克),中火翻炒,加入适量盐(3 克)、糖(2 克)和少许米酒(10 克),炒出香味,接着加入半碗水煮开。番茄汁煮至浓稠后,放入炸好的鹌鹑蛋小火焖 2~3 分钟,大火收汁装盘即可。

丹参鸭血汤:丹参(50 克)、郁金(30 克)分别拣杂,洗净,晒干或烘干,切成片,放入砂锅,加水适量,浓煎 30 分钟,过滤取其浓煎汁,备用。鸭血块(300克)、鲜嫩豆腐(150 克)分别放入沸水锅中焯烫片刻,捞出,用冷水过凉,切成 1.5厘米见方的小块,待用。烧锅置火上,加植物油(20 克)烧至六成热,加葱花、生

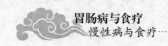

姜末煸炒炝锅,出香后即放入鹅血丁、豆腐丁轻轻翻炒,加入鲜汤及清水用小火煨煮至沸,调入丹参、郁金浓煎汁,拌和后,煨煮 20 分钟,加精盐(3 克)、味精(1克)、五香粉(3 克)再煮至沸,以水淀粉勾薄芡即成。佐餐当汤,随意服食。饮汤汁,嚼食鸭血块、嫩豆腐。

▮▶ 药茶

湿瘀阻滞证

橘皮银耳花:橘皮(10 克)、银耳(20 克)、黄花菜(15 克)煮水饮用,可酌加白糖(5 克)调味。

肠道湿热证

木瓜杏仁薏米饮:木瓜(2 个)剖半,取出果肉,放入果汁机打成泥。将杏仁粉(15 克)与糯米粉(15 克)、薏苡仁粉(50 克)用清水拌匀,用滤网过筛,倒入锅中,加入冰糖(10 克),用中火慢慢煮,直到冰糖完全溶化。杏仁茶煮透,再倒入牛奶(100 克),小火略煮,边煮边搅拌,稠厚即可,食用时淋上木瓜汁。

脾虚夹瘀证

山楂桃仁饮:山楂(20 克)与核桃仁(50 克)打碎、榨汁,可适量放些白糖(5克)调味。

参花煎:党参(10 克)、茉莉花(3 克)、玫瑰花(6 克)煮水,加饴糖(10 克)饮用。

胃肠部分切除术后

▮▶ 临床表现

本篇主要讨论由于各种原因实施胃部分切除或是肠道部分切除患者的术后膳食调养问题。通常由于胃肠道的部分缺失,令胃肠的消化、吸收功能减损,胃肠道功能紊乱,以致营养物质吸收异常,胃肠道动力异常,而出现纳少、腹胀、隐痛、便溏或便秘,消瘦、乏力等临床表现。

根据不同表现分为以下临床证型:

气血两虚证：神疲乏力，面色萎黄无华，头晕，纳少，食后脘胀，夜寐多梦，嗳气，腹胀，大便或溏或秘，苔薄，舌淡红。

脾虚气滞证：大便时溏时泻，迁延反复，完谷不化，腹胀隐痛矢气，饮食减少，食后脘闷不舒，稍进油腻食物，则大便次数明显增加，面色萎黄，神疲倦怠。舌淡，苔白腻或厚。

脾肾阳虚证：凌晨腹痛肠鸣即泻，泻下完谷，泻后则安，形寒肢冷，腰膝酸软。舌淡，苔白。

▶ 饮食原则

宜：最好采用高热量，高蛋白质，高维生素，易消化，无刺激性的低脂肪饮食，本病多以脾虚或脾肾亏虚为本，又间夹气滞、湿浊等，故平素饮食多要以健脾和胃，行气化湿的食物为主。

忌：忌辛辣、寒凉、煎炸之品。

▶ 食疗饭(粥)

气血两虚证

鸡肝粥：粳米(150克)淘洗干净，加水煮成粥；鸡肝(50克)洗净，放在水中去血水并换水2~3次；鸡肫(50克)洗净，并在表面划数刀；生姜(3克)去皮，切丝。锅里倒入酱油(20克)和水半杯一同煮开，再放入鸡肝、鸡肫和生姜丝，开锅后改用小火煮至入味，放入韭菜花(10克)备用。将鸡杂连汤一起放入白粥中，混匀即可。

羊肉粥：黄羊肉(100克)切细，热水中加料酒(30克)、生姜(30克)焯一下，去腥膻气，再与粳米(100克)、淮山药(30克)、陈皮(15克)同煮粥，加入盐(3克)、味精(1克)调味。

脾虚气滞证

白茯苓神曲粥：粳米(100克)淘洗干净，加茯苓粉(15克)、神曲粉(10克)，放入锅内，加水适量，先用武火烧开，后移文火上，煎熬至米烂，再放入适量味精、食盐、胡椒粉即成。

麦芽薯蓣拨粥：鲜山药(100~150克)或干山药(45克)、生麦芽(25克)洗净，刮去外皮，捣烂或研为细末。将山药与面粉相和，加入冷水调成糊后入沸水中搅匀煮作面粥，再加入葱、生姜、红糖，稍煮即可。

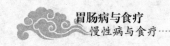

山药莱菔粥：干山药片（30 克）、红萝卜（15 克）、糯米（50 克）加适量白糖（2克）同煮成粥。

波蔻馄饨：白豆蔻（20 克）摘净杂质，研成细末；白豆蔻末（10 克）加胡椒粉（25 克）、盐（10 克）拌成椒盐；猪棒子骨（5 000 克）洗净、打破放入锅中，加入适量清水；取适量猪皮刮洗干净；鸡（2 只）经初加工后，剖腹去内脏，冲洗干净后一同放入锅内；生姜（50 克）、胡椒（25 克）拍破，一同放入锅内。先用旺火烧沸，撇净浮沫，改用文火饨约 1.5 小时，制成原汤。瘦猪肉（5 000 克）冲洗干净，用绞肉机连绞 4 次成茸，装在盆内；生姜（50 克）洗净，捣取生姜汁加入盆内，再加胡椒粉（50 克）、白豆蔻末（10 克）、盐适量和清水，搅拌成馅。将面粉（5 000 克）倒在案板上加水适量揉成面团，擀成馄饨皮，规格为每 10 张约 50 克，也可以直接在市场上买现成的馄饨皮。将馄饨皮逐个加馅包成生坯，锅内水烧沸后，下入馄饨煮熟，另用碗放入胡椒盐少许，冲入原汤，每碗装入馄饨 10 个即成。

榛子砂仁粥：榛子不拘多少，水沉去皮，水磨滤取其浆汁，砂仁（3 克）煮水。榛子浆与砂仁水共取 500 毫升，再与粳米（50 克）煮粥，加蜂蜜（2 克）调味。

神曲期颐饼：生芡实（180 克）用水淘去浮皮，晒干，打细，过筛。神曲（30克）、鸡内金（60 克）泡软、打细，过筛，置盆内，加开水浸半日许。芡实粉、白面粉（250 克）、白糖适量，用浸鸡内金的水和匀，做成极薄小饼，烙成焦黄色，如饼干样。

陈皮菱角糊：陈皮（15 克）、菱肉（90 克）加水少许，磨成糊状，煮熟作面粥食用，可加盐（3 克）调味。

脾肾阳虚证

神仙粥：韭菜（30 克）切成细末；芡实（30 克）煮熟，去壳，捣碎；山药（30 克）捣碎。以上各味与粳米（100 克）相和，慢火煮成粥。

荜茇麦芽粥：荜茇、胡椒、麦芽（各 3 克）筛选干净，打成细末。粳米（100 克）淘净后，倒入干净锅内，注入清水（约 1 000 毫升），煮至米烂汤稠成粥。将药末洒进粥内，边洒边搅，待洒完、搅匀后即可起锅。空腹服之，可加少许盐调味。

春盘面：羊肉（1 000 克）、羊肚（500 克）洗净，切成 2 厘米见方的小块；蘑菇（200 克）洗净，各切成两半；白菜薹（500 克）洗净，切段；韭黄（250 克）洗净，剁碎。白面粉（3 000 克）用水发透，放入韭黄、盐（3 克），揉成面团，用擀面杖擀薄，切成面条。将羊肉块、羊肚块放入锅内，加入生姜（5 克）、蘑菇，置武火上烧开，然后将面条下入，烧开，放入盐（2 克）、料酒（10 克）、醋（10 克）、胡椒粉（2 克）

即成。

▐▶ **食疗菜**

气血两虚证

三仁排骨：草果仁（10克）、薏苡仁（50克）、砂仁（10克）分别放在炒锅里炒成黄色，略捣碎；猪排骨（2 500克）洗净，修砍齐整，生姜（30克）、葱（30克）洗净，拍松。锅内注入清水，置中火上，倒入草果仁、薏苡仁、生姜（5克）、葱、花椒（5克）、料酒（30克）和猪排骨同煮，烧沸后撇净浮沫，待排骨煮至六七成熟时，捞出稍晾，原汤不用。取适量卤汁倒入锅内，文火烧沸，倒入排骨卤至透熟，即时捞出放在盘内。锅置中火上，加入适量的卤汁、冰糖（25克）、盐（3克）收成浓汁，均匀地涂在排骨表面，抹上芝麻油（3克）即成。

荷叶粉蒸鸡：光嫩鸡（1只，约1 500克）冲洗干净，剔去骨，剁去爪、翅不用，再把肉劈成约3厘米见方的大薄片，加酱油（20克）、盐（1.5克）、白糖（20克）、味精（1.5克）、料酒（25克）、汤（100克）拌匀，再加炒米粉（150克）拌和均匀，干湿适度，米粉黏实。另将猪肥膘劈成1.5厘米见方的薄片备用。荷叶洗净、揩干，平摆在案桌上，每一鸡片夹一片肥膘折转来口向下，分成四行整齐地排列在荷叶的中央，包好后盛入盘内，上笼旺火蒸约40分钟，取出后放在圆盘内，打开荷叶装盘，将荷叶修齐即成。

瓦片鸡肝：蒜薹（50克）择洗干净，切成末；红椒（1个）去蒂、去籽，切碎；蒜（3粒）去皮、切末；生姜（5克）去皮、切末；鸡肝（300克）洗净、切片，放入油锅中滑散备用。起锅后注入适量油烧热，放入蒜薹末、红椒碎、蒜末、生姜末炒香，加入鸡肝，调入孜然（10克）、盐（4克）、味精（2克）、味精（2克）炒匀入味即可。

消食乌鸡汤：乌母鸡（1只，约1 000克）宰杀，去毛及肠杂，洗净。草豆蔻（30克）、草果（2个）烧存性，纳入鸡腹，扎定。乌鸡放入热水中焯去脂沫后，放入清汤中，加葱段（10克）、生姜（5克）、山楂（10克）、料酒（20克）煮熟，酌加盐（2克）、味精（1克）调味。空腹食之。

脾虚气滞证

冰糖蒸芡实莲子：锅内注入热水后下入干莲子（300克）、芡实（100克），水以能淹没莲子、芡实为度，置火上，锅中水保持微开，用锅刷反复搓刷；待红衣脱尽后，迅速离火，用温热水冲洗干净，切去两头，捅出莲心，放入容器中；注入适量

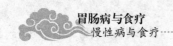

水,沸水旺火时上笼蒸烂(不宜太烂)后取出。另用一个碗铺上网油(1方,约200平方厘米),将莲子、芡实整齐地码在碗内,冰糖(250克)捣碎洒在上面,用湿棉纸封口,再上笼蒸至极烂。取出碗,揭去纸,将汁倒在火勺内,加饴糖(100克)收浓,倒出莲子,蘸上汁即成。

莲子茯苓猪肚:猪肚(1个)洗净,水发莲子(30枚)去心、茯苓(20克),装入猪肚内,用线缝合;放入锅内,加清水,炖熟透;捞出晾凉,将猪肚切成细丝,同莲子一起放入盘中。将香油(2克)、食盐(2克)、葱(5克)、生姜(5克)、蒜(5克)等调料与猪肚丝、莲子拌匀即成。

淮山药泥:淮山药(200克)研成细末,加水少许,搅成细泥,置于碗中;栗子(100克)加工成细泥,置另一碗内;豆沙(150克)再另置一碗中,3个碗均上笼蒸熟透后,取出待用。炒锅烧热,注入植物油,倒入淮山药泥,炒至浓稠时,盛在盘子的中间;重起锅,注入植物油,依次炒栗子粉(100克)和豆沙,分别盛在淮山药泥的两边。将勺置武火上,加清水少许、白糖(75克)烧沸、去沫,用水豆粉(50克)勾成芡汁,浇在三泥上面即成。

鲫鱼温脾羹:大鲫鱼(约1 000克)去鳞、内脏,洗净;在鲫鱼腹内,装入陈皮(10克)、缩砂仁(10克)、荜茇(10克)、大蒜(2头)、胡椒(10克)及泡辣椒(5克)、葱(10克)、盐(2克)、酱油(10克)备用。锅内放入菜油(10克)烧开,放入鲫鱼煎熟,再加入水适量,炖煮成羹即成。

姜橘内金鱼羹:鲜鲫鱼(1尾,约250克)去鳞、内脏,洗净。生姜(30克)洗净,切片,与橘皮(10克)、鸡内金(15克)共装入纱布袋内,口扎好后填入鱼腹中,加黄酒(10克)、盐(2克)、水适量,用小火煨熟即成。

脾肾阳虚证

壮阳狗肉山楂汤:狗肉(250克)洗净,整块放入开水内汆透,捞出后入凉水内洗净血沫,切成3厘米长的方块;生姜、葱切好备用。将狗肉放入锅内,同生姜片煸炒,加入料酒,然后将狗肉、生姜片一起倒入砂锅内。菟丝子(10克)、附片(15克)、山楂(15克)用纱布袋装好,口扎紧,与食盐(3克)、葱(10克)一起放入砂锅内,加清汤适量,用武火烧沸,文火煨炖,待肉熟烂后即成。

姜桂蒸羊肉:鲜羊肉(1 000克)刮洗干净,整块随冷水下锅煮熟,切成肉块。取大碗1只,放入羊肉(皮朝上)、药包(干姜15克、肉桂9克)、料酒(20克)、熟植物油(15克)、葱节(10克)、生姜片(5克)、肉清汤、盐(3克),隔水蒸3小时即成。

▶ 药茶

气血两虚证

归芪汤：当归(6克)、生姜(10克)、黄芪(15克)煮水服用。

樱桃汁：樱桃(100克)去核榨汁服，可加红糖(5克)调味。

脾虚气滞证

山药饮：将山药(50克)、芡实(50克)、陈皮(10克)榨汁饮用。偏寒者加生姜(10克)共榨汁服；偏热者加薏苡仁(30克)共榨汁服。

脾肾阳虚证

健脾补肾汤：将莲子(30克)、黑豆(50克)、山药(30克)榨汁饮用。

韭菜汁：韭菜(100克)切碎煮水服。

姜枣乌龙茶：生姜(10克)、红枣(10克)、乌龙茶(5克)煮茶饮。

吸收不良综合征

▶ 临床表现

本病是指由各种原因引起的小肠消化、吸收功能减损，以致营养物质不能正常吸收，而从粪便中排泄，引起营养缺乏的临床综合征群，亦称消化吸收不良综合征。由于患者多有腹泻，粪便稀薄而量多，且含有较多油脂，又称脂肪泻。

本病典型症状为脂肪泻，大便色淡，量多，呈油脂状或泡沫状，常浮于水面多有恶臭味。多伴腹胀、腹痛，有乏力、体重下降、出血等营养不良表现，病程长，病情时轻时重。

根据不同表现分为以下临床证型：

肝郁脾虚证： 腹痛而泻，伴有腹中雷鸣，攻窜作痛，矢气频作，每于抑郁恼怒或情志紧张之时诱发，平素亦多胸胁胀闷、嗳气食少，腹胀，神疲乏力，面色少华，苔薄，舌淡红。

脾虚夹湿证： 大便时溏时泻，迁延反复，完谷不化，腹胀隐痛，饮食减少，食后脘闷不舒，稍进油腻食物则大便次数明显增加，面色萎黄，神疲倦怠，舌淡，苔

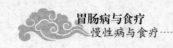

白腻或厚。

脾肾阳虚证：凌晨腹痛肠鸣即泻，泻下完谷，泻后则安，形寒肢冷，腰膝酸软，舌淡，苔白。

▌▶ **饮食原则**

宜：最好采用高热量，高蛋白质，高维生素，易消化，可以增加肠道有益菌，无刺激性的低脂肪饮食。

忌：忌辛烈、寒凉、煎炸、油腻之品。

▌▶ **食疗饭（粥）**

肝郁脾虚证

猪肝粥：粳米（150 克）淘洗干净，加水煮成粥；猪肝（50 克）洗净，放在水中去血水并换水 2～3 次；猪肚（50 克）洗净；生姜（3 克）去皮、切丝。锅里倒入酱油（20 克）和水半杯一同煮开，再放入猪肝、猪肚和生姜丝，开锅后改用小火煮至入味，放入韭菜花（20 克）备用。将猪杂连汤一起放入白粥中，混匀即可。

脾虚夹湿证

内金白茯苓粥：粳米（100 克）淘洗干净，加茯苓粉（15 克）、鸡内金粉（15 克），放入锅内，加水适量，先用武火烧开，后移文火上，煎熬至米烂，再放入适量味精（1 克）、食盐（2 克）、胡椒粉（1 克）即成。

神曲薯蓣拨粥：鲜山药（100～150 克）或干山药（45 克）、神曲（15 克）洗净，刮去外皮，捣烂或研为细末。将山药与面粉相和，加入冷水调成糊后入沸水中搅匀煮作面粥，再加入葱、生姜、红糖，稍煮即可。

山药菱角粥：干山药片（30 克）、糯米（30 克）、菱角肉（50 克）打粉，加适量白糖（3 克）同煮成粥。

波蔻馄饨：白豆蔻（20 克）摘净杂质，研成细末；白豆蔻末（10 克）加胡椒粉（25 克）、盐（10 克）拌成椒盐；猪棒子骨（5 000 克）洗净、打破放入锅中，加入适量清水；取适量猪皮刮洗干净；鸡（2 只）经初加工后，剖腹去内脏，冲洗干净后一同放入锅内；生姜（50 克）、胡椒（25 克）拍破，一同放入锅内。先用旺火烧沸，撇净浮沫，改用文火饨约 1.5 小时，制成原汤。瘦猪肉（5 000 克）冲洗干净，用绞肉机连绞 4 次成茸，装在盆内；生姜（50 克）洗净，捣取生姜汁加入盆内，再加胡椒粉

(50 克)、白豆蔻末(10 克)、盐适量和清水,搅拌成馅。将面粉(5 000 克)倒在案板上加水适量揉成面团,擀成馄饨皮,规格为每 10 张约 50 克,也可以直接在市场上买现成的馄饨皮。将馄饨皮逐个加馅包成生坯,锅内水烧沸后,下入馄饨煮熟,另用碗放入胡椒盐少许,冲入原汤,每碗装入馄饨 10 个即成。

黄羊薏米粥:黄羊肉(100 克)放入热水中,加入料酒(20 克)、醋(5 克),焯去脂沫后切细;薏苡仁(100 克)、白扁豆(15 克)泡软煮粥,放入羊肉,待煮至八成熟时放入淮山药(30 克)同煮至粥稠,加盐(2 克)调味。

榛子芡实粥:榛子仁、芡实(不拘多少)水磨滤取其浆汁共 500 毫升,再与粳米(50 克)煮粥,加蜂蜜(2 克)调味。

焦楂期颐饼:生芡实(180 克)用水淘去浮皮,晒干,打细,过筛。焦炒山楂(25 克)、鸡内金(90 克)打细,过筛,置盆内,加开水浸半日许。芡实粉、白面粉(250 克)、白糖适量,用浸鸡内金的水和匀,做成极薄小饼,烙成焦黄色,如饼干样。

脾肾阳虚证

温阳神仙粥:韭菜(30 克)切成细末;芡实(30 克)煮熟,去壳,捣碎;山药(30 克)捣碎;干姜(6 克)切片。以上各味与粳米(100 克)相和,慢火煮成粥。

荜茇芡实粥:荜茇、胡椒、桂心(各 3 克)筛选干净,打成细末。粳米(100 克)淘净后,与泡软的芡实(30 克)一起倒入干净锅内,注入清水(约 1 000 毫升),煮至米烂汤稠成粥。将药末洒进粥内,边洒边搅,待洒完、搅匀后即可起锅。空腹服之,可加少许盐调味。

春盘面:羊肉(1 000 克)、羊肚(500 克)洗净,切成 2 厘米见方的小块;蘑菇(200 克)洗净,各切成两半;白菜薹(500 克)洗净,切段;韭黄(250 克)洗净,剁碎。白面粉(3 000 克)用水发透,放入韭黄、盐(3 克),揉成面团,用擀面杖擀薄,切成面条。将羊肉块、羊肚块放入锅内,加入生姜(5 克)、蘑菇,置武火上烧开,然后将面条下入,烧开,放入盐(2 克)、料酒(10 克)、醋(10 克)、胡椒粉(2 克)即成。

▣▶ **食疗菜**

肝郁脾虚证

果仁羊排:草果仁(10 克)、薏苡仁(50 克)分别放在炒锅里炒成黄色,略捣

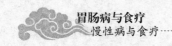

碎;羊排骨(2 500克)洗净,修砍齐整,生姜(30克)、葱(30克)洗净,拍松。锅内注入清水,置中火上,倒入草果仁、薏苡仁、生姜、葱、花椒(5克)、料酒(30克)和羊排骨同煮,烧沸后撇净浮沫,待排骨煮至六七成熟时,捞出稍晾,原汤不用。取适量卤汁倒入锅内,文火烧沸,倒入排骨卤至透熟,即时捞出放在盘内。锅置中火上,加入适量的卤汁、冰糖(25克)、盐(3克)收成浓汁,均匀地涂在排骨表面,抹上芝麻油(3克)即成。

【卤汁制作方法:料包(八角、桂皮、草果各50克,沙姜、花椒、丁香各25克,甘草50克)放入开水(1 000毫升)中,加入酱油(50克)、料酒(500克)、冰糖(25克)、精盐(5克)、味精(3克)在慢火上,约煮1小时。】

荷叶粉蒸肉:五花猪肉(约250克)冲洗干净,切成5厘米见方的薄片,加酱油(20克)、盐(1.5克)、白糖(20克)、味精(1.5克)、料酒(25克)、汤(100克)拌匀,再加炒米粉(150克)拌和均匀,干湿适度,米粉黏实。荷叶洗净,揩干,平摆在案桌上,肉片整齐地排列在荷叶的中央,包好后盛入盘内,上笼旺火蒸约40分钟,取出后放在圆盘内,打开荷叶装盘,将荷叶修齐即成。

瓦片猪肝:蒜薹(50克)择洗干净,切成末;红椒(1个)去蒂、去籽,切碎;蒜(3粒)去皮、切末;生姜(5克)去皮、切末;猪肝(300克)洗净、切片,放入油锅中滑散备用。起锅后注入适量油烧热,放入蒜薹末、红椒碎、蒜末、生姜末炒香,加入猪肝,调入孜然(10克)、盐(4克)、味精(2克)、味精(2克)炒匀入味即可。

脾虚夹湿证

冰糖蒸莲子:锅内注入热水后下入干莲子(300克),水以能淹没莲子为度,置火上,锅中水保持微开,用锅刷反复搓刷;待红衣脱尽后,迅速离火,用温热水冲洗干净,切去两头,捅出莲心,放入容器中;注入适量水,沸水旺火时上笼蒸烂(不宜太烂)后取出。另用一个碗铺上网油(一方,约200平方厘米),将莲子整齐地码在碗内,冰糖(250克)捣碎洒在上面,用湿棉纸封口,再上笼蒸至极烂。取出碗,揭去纸,将汁倒在火勺内,加饴糖(100克)收浓,倒出莲子,蘸上汁即成。

莲子猪肚:猪肚(1个)洗净,水发莲子(40枚)去心,装入猪肚内,用线缝合;放入锅内,加清水,炖熟透;捞出晾凉,将猪肚切成细丝,同莲子一起放入盘中。将香油、食盐、葱、生姜、蒜等调料与猪肚丝、莲子拌匀即成。

茯苓山药泥:淮山药(200克)研成细末,加水少许,搅成细泥,置于碗中;栗子仁(100克)加工成细泥,置另一碗内,茯苓粉(100克)再另置一碗中。3个碗均上笼蒸熟透后,取出待用。炒锅烧热,注入植物油(15克),倒入淮山药泥,炒至浓稠时,盛在盘子的中间;重起锅,注入植物油,依次炒栗子粉(100 克)和茯苓粉,分别盛在淮山药泥的两边。将勺置武火上,加清水少许、白糖(75 克)烧沸、去沫,用水豆粉(50 克)勾成芡汁,浇在三泥上面即成。

鲫鱼消食羹:大鲫鱼(约 1 000 克)去鳞、内脏,洗净;在鲫鱼腹内,装入陈皮(15 克)、缩砂仁(10 克)、荜茇(10 克)、鸡内金(15 克)、胡椒(10 克)及适量葱(10 克)、盐(2 克)、酱油(10 克)备用。锅内放入菜油(25 克)烧开,放入鲫鱼煎熟,再加入水适量,炖煮成羹即成。

姜橘椒曲鱼羹:鲜鲫鱼(1 尾,约 250 克)去鳞、内脏,洗净。生姜(30 克)洗净,切片,与橘皮(10 克)、胡椒(3 克)、神曲(20 克)共装入纱布袋内,口扎好后填入鱼腹中,加黄酒(10 克)、盐(2 克)、水适量,用小火煨熟即成。

健脾乌鸡汤:乌母鸡(1 只,约 1 000 克)宰杀,去毛及肠杂,洗净。草豆蔻(30 克)、草果(2 个)、茯苓(30 克),纳入鸡腹,扎定。乌鸡放入热水中,加料酒(15 克)、醋(10 克)去脂沫后捞出,放入清汤中,加葱段(10 克)、姜片(10 克)煮熟,酌加盐(2 克)、味精(1 克)调味。空腹食之。

脾肾阳虚证

温阳狗肉汤:狗肉(250 克)洗净,整块放入开水内氽透,捞出后入凉水内洗净血沫,切成 3 厘米长的方块;生姜(5 克)、葱(10 克)切好备用。将狗肉放入锅内,同生姜片煸炒,加入料酒(50 克),然后将狗肉、生姜片一起倒入砂锅内。菟丝子(10 克)、白术(15 克)、附片(10 克)用纱布袋装好,口扎紧,与食盐(3 克)、葱一起放入砂锅内,加清汤适量,用武火烧沸,文火煨炖,待肉熟烂后即成。

附片蒸羊肉:鲜羊肉(1 000 克)刮洗干净,整块随冷水下锅煮熟,切成肉块。取大碗 1 只,放入羊肉(皮朝上)、附片(15 克)、山药片(30 克)、料酒(15 克)、熟植物油(10 克)、葱节(10 克)、生姜片(5 克)、肉清汤、盐(2 克),隔水蒸 3 小时即成。

▮▶ 药茶

肝郁脾虚证

疏肝健脾饮:取乌梅(10 克)、白扁豆(30 克)、茯苓(30 克)煮水,可加红糖(5 克)调味服用。

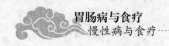
脾虚夹湿证

山药健脾饮：将山药（50 克）、芡实（30 克）、茯苓（20 克）榨汁饮用，可加白糖（10 克）调味。偏寒者加生姜（10 克）共同榨汁服；偏热者加薏苡仁（30 克）共同榨汁服。

脾肾阳虚证

莲豆饮：可取莲子（25 克）去芯、黑豆（30 克）、山药（30 克）榨汁服用，可加盐（1 克）调味。

温阳汤：韭菜（25 克）、洋葱（25 克）、生姜（10 克）煮水服用，加盐（1 克）调味。

腹泻

▌▶ 临床表现

腹泻以大便粪质清稀为主要依据；或大便次数增多，粪质清稀，甚则如水样；或泻下完谷不化。有些先有腹胀腹痛，旋即泄泻，中医称为痛泻。有些大便粪质尚正常，但一日内便次超过 2 次，亦可参照本章食疗方法。本章所讲的腹泻为慢性腹泻，急性腹泻者可参照前文中急性肠炎相关选择相关食疗方。

根据临床表现分为如下中医证型：

寒湿困脾证：泄泻清稀，甚如水样，腹痛肠鸣，脘闷食少，苔白腻。若兼外感风寒，则泄泻暴起，恶寒发热，头痛，肢体酸痛，舌苔薄白。

湿热内蕴证：腹痛、泄泻交作，泻下急迫，或泻而不爽，大便质或稀或溏，大便色黄褐而臭，肛门灼热，烦热口渴，小便短赤，舌苔黄腻。

食滞肠胃证：腹痛肠鸣，泻下粪便臭如败卵，并夹有完谷，泻后痛减，伴有脘腹胀满，嗳腐酸臭，不思饮食，舌苔垢黄或厚腻。

肝气乘脾证：腹痛而泻，伴有腹中雷鸣，攻窜作痛，矢气频作，每于抑郁恼怒或情志紧张之时诱发，平素亦多胸胁胀闷、嗳气食少，舌淡红，苔薄。

脾胃虚弱证：大便时溏时泻，迁延反复，完谷不化，饮食减少，食后脘闷不舒，稍进油腻食物则大便次数明显增加，面色萎黄，神疲倦怠，舌淡，苔白。

肾虚不固证：黎明五更之前腹痛肠鸣即泻，泻下完谷，泻后则安，形寒肢冷，

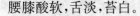

腰膝酸软,舌淡,苔白。

▌▶ 饮食原则

宜:饮食应宜软、宜缓、宜温、宜洁。① 宜软:指饭食、蔬菜、鱼肉等宜软烂之品。② 宜缓,指细嚼慢咽,充分地咀嚼,唾液大量分泌,有利于食物的消化吸收。③ 宜温,指食物应放置至常温或加热后温服。④ 宜洁,是指应防止食物被污染,应注意饮食卫生。

忌:① 不宜食油煎、油炸、半熟之品及坚硬食物。② 不可过食生冷瓜果,不宜立即食用冰箱保存的食品。③ 不吃不新鲜、隔夜食物,尤其对生吃的水果蔬菜应彻底清洗,洗后食用。

▌▶ 食疗饭(粥)

寒湿困脾证

莲实粥:嫩莲子(20 克)发胀后,在水中用刷擦去表层,抽出莲心,冲洗干净后放入锅内,加入清水在火上煮至熟烂,备用。粳米(100 克)淘洗干净,放入锅中,加清水煮成薄粥,粥熟后掺入莲实,搅匀,趁热服之。

茯苓香菇饭:干茯苓(20 克)置于碗内,用冷水泡 1 小时,使其柔软,然后捣碎成粉状。香菇(2 朵)用水泡开,洗净,切成细丝。粳米(150 克)淘净,置于锅内,加水适量,放入香菇丝、茯苓粉,与粳米混合,煮至水将干,将青豌豆(15 克)撒在饭面上,闷至饭熟。

霍香紫苏栗子羹:霍香(15 克)、紫苏(15 克)煮水备用。栗子(100 克)与莲子(100 克)磨粉,用霍香-紫苏水泛成杏子大小的食团,煮熟食用。

湿热内壅证

白扁豆粥:炒白扁豆(60 克)或鲜扁豆(120 克)用温水浸泡一夜,再与粳米(100 克)、白糖适量同煮为粥。

佩兰薏苡仁葛根粉:佩兰(10 克)煮水备用。薏苡仁、葛根(各 50 克)磨粉,加入适量佩兰水作粥糊食用。

菱角葛粉羹:葛粉(150 克)、菱肉粉(100 克)捣碎成细末,再制成面条。马齿苋(50 克)、淡豆豉(150 克)用水煮六七沸,去渣取汁,再将葛粉面条放入汁中煮熟。

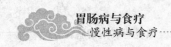

食滞肠胃证

萝卜紫苏粥：白萝卜(250克)洗净,切碎,捣汁,去渣。紫苏(15克)煮水,去渣备用。粳米(100克)淘净,放入锅中,加萝卜汁与适量紫苏水,武火烧沸,改文火熬粥即成。

山楂麦芽萝卜扁豆粥：麦芽(25克)打粉,扁豆(30克)、粳米(100克)煮粥,放入山楂(20克)与萝卜(30克),掺入麦芽粉,至粥稠厚,即可食用。

肝气乘脾证

鸡肝莲子粥：莲子(15克)泡软,与粳米(150克)淘洗干净,加水煮成粥;鸡肝(50克)洗净,放在水中去血水并换水2~3次;鸡肫(50克)洗净,并在表面划数刀;生姜(3克)去皮、切丝。锅里倒入酱油(20克)和水半杯一同煮开,再放入鸡肝、鸡肫和生姜丝,开锅后改用小火煮至入味,放入韭菜花(20克)备用。将鸡杂连汤一起放入白粥中,混匀即可。

脾胃虚弱证

莲子白茯苓粥：莲子(30克)泡软,粳米(100克)淘洗干净,与茯苓粉(15克)一起放入锅内,加水适量,先用武火烧开,后移文火上,煎熬至米烂,再放入适量味精(1克)、食盐(2克)、胡椒粉(1克)即成。

栗子薯蓣拨粥：鲜山药(100~150克)或干山药(45克)洗净,栗子(50克)刮去外皮,捣烂或研为细末。将山药、栗子与面粉相和,加入冷水调成糊后入沸水中搅匀煮作面粥,再加入葱(5克)、生姜(5克)、红糖(2克),稍煮即可。

山药白术粥：干山药片(30克)、糯米(50克)煮粥,米熟时放入白术粉(10克),搅至粥稠,加适量白糖(2克)调味。

波蔻馄饨：白豆蔻(20克)摘净杂质,研成细末;白豆蔻末(10克)加胡椒粉(25克)、盐(10克)拌成椒盐;猪棒子骨(5 000克)洗净、打破放入锅中,加入适量清水;取适量猪皮刮洗干净;鸡(2只)经初加工后,剖腹去内脏,冲洗干净后一同放入锅内;生姜(50克)、胡椒(25克)拍破,一同放入锅内。先用旺火烧沸,撇净浮沫,改用文火炖约1.5小时,制成原汤。瘦猪肉(5 000克)冲洗干净,用绞肉机连绞4次成茸,装在盆内;生姜(50克)洗净,捣取生姜汁加入盆内,再加胡椒粉(50克)、白豆蔻末(10克)、盐适量和清水,搅拌成馅。将面粉(5 000克)倒在案板上加水适量揉成面团,擀成馄饨皮,规格为每10张约50克,也可以直接在市场上买现成的馄饨皮。将馄饨皮逐个加馅包成生坯,锅内水烧沸后,下入馄饨煮熟,另用碗放入胡椒盐少许,冲入原汤,每碗装入馄饨 10 个即成。

黄羊粳米粥:黄羊肉(100 克)放入水中,加料酒(20 克)、醋(10 克),煮至水沸,焯去脂沫,捞出,切细;与粳米(100 克)、白扁豆泡软(15 克)同煮粥,煮至八成熟时,放入淮山药(30 克),煮至粥稠,加入盐(2 克)调味。

榛子栗子粥:榛子、栗子不拘多少,水沉去皮,水磨滤取其浆汁(300 毫升),再与粳米(50 克)煮粥,加蜂蜜(2 克)调味。

莲子期颐饼:生芡实(180 克)用水淘去浮皮,晒干,打细,过筛。莲子(30 克)、鸡内金(90 克)打细,过筛,置盆内,加开水浸半日许。山药粉(50 克)芡实粉、白面粉(250 克)、白糖适量,用浸鸡内金的水和匀,做成极薄小饼,烙成焦黄色,如饼干样。

菱肉茯苓面粥:红枣(20 克)去核,加入菱肉(90 克)中,加茯苓粉(30 克)、水少许,磨成糊状,煮熟作饭食用,加盐(1 克)调味。

肾虚不固证

止泻神仙粥:韭菜(30 克)切成细末;芡实(30 克)煮熟,去壳,捣碎;山药(30 克)、石榴皮(10 克)捣碎。以上各味与粳米(100 克)相和,慢火煮成粥,可加盐(1 克)调味。

荜茇莲子粥:荜茇、胡椒、桂心(各 3 克)筛选干净,打成细末。粳米(100 克)淘净后,与莲子(30 克)一起倒入干净锅内,注入清水(约 1 000 毫升),煮至米烂汤稠成粥。将药末洒进粥内,边洒边搅,待洒完、搅匀后即可起锅。空腹服之,可加盐(1 克)调味。

■■▶ 食疗菜

寒湿困脾证

陈皮山药炖板栗:鸡蛋(2 个)去黄取清;陈皮(10 克)切丝;山药(100 克)切片,放入生姜(5 克)、葱(5 克)、酱油(15 克)、鸡蛋清,搅匀后腌渍 10 分钟左右;板栗(100 克)削皮,备用。锅中倒油(15 克)烧热,先入葱、生姜翻炒出香气,倒入山药、板栗、陈皮翻炒;随后添汤,加盐(2 克)适量,炖至板栗酥烂,即可出锅。

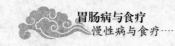

肠胃湿热证

茶树菇炒鸭蛋：茶树菇(100 克)用温水浸泡 10 分钟,洗净,切段;鸭蛋(1个)打入碗中,倒入适量鱼露(1 克),打成蛋液。锅烧热,倒入适量植物油(20克),煎鸭蛋至双面金黄,铲起切条;原锅内放入茶树菇,适量放汤,盖锅盖,焖煮收汁;将鸭蛋回锅,拌均匀,加盐(2 克)、味精(1 克)调味即可。

上汤娃娃菜：娃娃菜(200 克)洗净,纵向劈成 3 段;青椒(15 克)、红椒(15 克)、皮蛋(25 克)、咸鸭蛋(25 克)切丁;蒜(5 克)切片;葱(5 克)切末。蒜片、葱末炝锅,煎出香味,放入高汤烧开,再放入娃娃菜、皮蛋丁、咸鸭蛋丁,煮开后转小火,煮至娃娃菜变软,用水淀粉勾薄芡,即可食用。

蒜泥马齿苋：鲜马齿苋(500 克)摘去老根,洗净泥沙,摘成 5～6 厘米长段,用水烫透捞出沥干水,装在盘内待用;大独蒜(30 克)撕去表皮,捣成蒜泥;黑芝麻(10 克)淘净泥沙,炒香,捣碎;葱白(10 克)切成马耳形待用。将盘中马齿苋抖散,先用盐(3 克)拌匀,加入蒜泥、酱油(10 克)、白糖(10 克)、花椒粉(1 克)、味精(1 克)、醋(5 克),撒上芝麻装入条盘即成。

食滞胃肠证

西红柿萝卜汤：西红柿(75 克)切块备用。锅内倒入植物油(15 克),待油热加入萝卜片(75 克)、土豆片(75 克)翻炒透,加清汤适量,八成熟时,放入西红柿,做汤服,加盐(2 克)、味精(1 克)调味。汤中可放香菜(10 克)、麦芽(15 克)加强消食效果。

肝气乘脾证

豆蔻佛手炖排骨：草果仁(10 克)、薏苡仁(50 克)分别放在炒锅里炒成黄色,略捣碎;猪排骨(1 000 克)洗净,修砍齐整,生姜(30 克)、葱(30 克)洗净,拍松。锅内注入清水,置中火上,倒入草果仁、薏苡仁、生姜、葱、花椒(5 克)、料酒(30 克)和猪排骨同煮,烧沸后撇净浮沫,待排骨煮至六七成熟时,捞出稍晾,原汤不用。锅内放油(20 克),加入料酒(20 克)、生抽(20 克)烧沸,放入排骨,翻炒透,加适量热高汤、乌梅(10 克)、佛手(10 克),煮至排骨熟透,加盐(2 克)、糖(2克)、味精(1 克)调味。

荷叶粉蒸鸡：光嫩鸡(1 只,约 1 500 克)冲洗干净,去骨、爪、翅,把肉劈成约3 厘米见方的大薄片,加酱油(20 克)、盐(1.5 克)、白糖(20 克)、味精(1.5 克)、料酒(25克)、汤(100克)拌匀,再加炒米粉(150克)拌合均匀,干湿适度,米粉黏实。另取猪肥膘劈成1.5厘米见方的薄片备用。荷叶洗净、揩干,平摆在案桌上,每一鸡片夹一片肥膘折转来口向下,分成四行整齐地排列在荷叶的中央,包好后盛入盘内,上笼旺火蒸约40分钟,取出后放在圆盘内,打开荷叶装盘,将荷叶修齐即成。

脾胃虚弱证

冰糖蒸莲子大枣:锅内注入热水后下入干莲子(300克),水以能淹没莲子为度,置火上,锅中水保持微开,用锅刷反复搓刷;待红衣脱尽后,迅速离火,用温热水冲洗干净,切去两头,捅出莲心,放入容器中;注入适量水,沸水旺火时上笼蒸烂(不宜太烂)后取出。另用一个碗铺上网油(1方,约200平方厘米),将莲子整齐地码在碗内,放入去核的大枣(50克)、冰糖(250克)捣碎洒在上面,用湿棉纸封口,再上笼蒸烂。取出碗,揭去纸,将汁倒在火勺内,加饴糖(100克)收浓,倒出莲子、大枣,蘸上汁即成。

豆蔻莲子猪肚:猪肚(1个)洗净,水发莲子(40枚)去心,与草豆蔻(10克)装入猪肚内,用线缝合;放入锅内,加清水,炖熟透;捞出晾凉,将猪肚切成细丝,同莲子一起放入盘中。将香油、食盐、葱、生姜、蒜等调料与猪肚丝、莲子拌匀即成。

淮山药芡实泥:淮山药(200克)研成细末,加水少许,搅成细泥,置于碗中;栗子(100克)加工成细泥,置另一碗内,芡实(100克)再另置一碗中。3个碗均上笼蒸熟透后,取出待用。炒锅烧热,注入植物油(15克),倒入淮山药泥,炒至浓稠时,盛在盘子的中间;重起锅,注入植物油(15克),依次炒栗子粉(100克)和芡实粉,分别盛在淮山药泥的两边。将勺置武火上,加清水少许、白糖(75克)烧沸、去沫,用水豆粉(50克)勾成芡汁,浇在三泥上面即成。

鲫鱼健脾羹:大鲫鱼(约1000克)去鳞、内脏,洗净;在鲫鱼腹内装入陈皮(10克)、缩砂仁(10克)、荜茇(10克)、莲子肉(15克)、薏苡仁(30克)、胡椒(10克)及泡椒(5克)、葱(10克)、盐(2克)、酱油(10克),备用。锅内倒入菜油(20克)烧开,放入鲫鱼煎熟,再加入水适量,炖煮成羹即成。

乌鸡健脾汤:乌母鸡(1只,约1000克)去毛及肠杂,洗净,草豆蔻(30克)、草果(2个)烧存性,掺入鸡腹,扎定。乌鸡、料酒(25克)、醋(15克)放入锅中,加清水煮沸,去脂沫,弃汤,捞出乌鸡。锅内另加清汤,放入乌鸡、山药(30克)、生姜(10克)白术(15克)煮熟,加盐(3克)、味精(1克)。空腹食之。

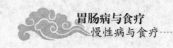

肾虚不固证

益气狗肉汤：狗肉（250 克）洗净，整块放入开水内汆透，捞出后入凉水内洗净血沫，切成 3 厘米长的方块；生姜（5 克）、葱（10 克）切好备用。将狗肉放入锅内，同生姜片煸炒，加入料酒（50 克），然后将狗肉、生姜片一起倒入砂锅内。菟丝子（10 克）、附片（10 克）、石榴皮（20 克）用纱布袋装好，口扎紧，与食盐（3 克）、葱一起放入砂锅内，加清汤适量，用武火烧沸，文火煨炖，待肉熟烂后即成。

▌▶ 药茶

寒湿困脾证

化湿汤：半夏（10 克）、橘皮（15 克）、莲子（30 克）、生姜（15 克）煮水饮用，可加红糖（5 克）调味。

湿热内蕴证

双豆薏米汤：薏苡仁（30 克）、白扁豆（30 克）、赤豆（15 克）打碎，煎煮饮用，加白糖（1 克）调味；

无花果汁：无花果（30 克）煮水，加白糖（5 克）调味。

七鲜汤：鲜梨去皮切成小粒，榨取鲜汁，取 10 克备用；鲜藿香（6 克）、鲜佩兰（6 克）、鲜荷叶（6 克）、鲜生地黄（6 克）、鲜首乌（5 克）、鲜建兰叶（6 克）洗净，切片、节。将生地黄、首乌放入锅内，掺入清水，烧沸约 15 分钟后，下入其他药一同煎约 5 分钟，滤出原汁，冲入梨汁搅匀，即可饮用，可加适量白糖调味。由于鲜首乌对肝功能有一定影响，因此不能长期食用。

食滞肠胃

香芽酸梅汤：乌梅（1 000 克）、山楂（20 克）摘选、洗净后，逐个拍破，同陈皮（10 克）、桂皮（30；%70 克）、丁香（5 克）、稻芽（30 克）一同装入纱布袋中，口扎紧。锅内注入清水（约 5 000 毫升），把药包投入水中，用旺火烧沸，再转用小火熬约 30 分钟，除去药包离火后，静置、沉淀约 15 分钟，滤出汤汁，加入白糖（30克）溶化、过滤后即成。

肝气乘脾证

乌梅芍甘汤：乌梅（30 克）、白芍（20 克）、炙甘草（15 克）煮水，加红糖（10克）服用。

脾胃虚弱证

薯蓣汁：山药（30 克）、芡实（30 克）、茯苓（30 克）加水榨汁饮用，可加盐（1克）调味。偏寒者加生姜（15 克）；偏热者加薏苡仁（30 克）。

肾虚不固证

补肾汤：莲子（30 克）、黑豆（30 克）、山药（30 克）、山萸肉（30 克）榨汁服用，加盐（2 克）调味。

便秘

▶ 临床表现

主要临床特征为：① 粪质干硬，排出困难，排便时间、排便间隔时间延长，大便次数减少，常三五日、七八日，甚至更长时间解一次大便，每次解大便常需半小时或更长时间，常伴腹胀腹痛，头晕头胀，嗳气食少，心烦失眠等症。② 粪质干燥坚硬，排出困难，排便时间延长，常由于排便努挣导致肛裂、出血，日久还可引起痔疮，而排便间隔时间可能正常。③ 粪质并不干硬，也有便意，但排便无力，排出不畅，常需努挣，排便时间延长，多伴有汗出、气短乏力、心悸头晕等症状。

由于燥屎内结，可在左下腹扪及质地较硬的条索状包块，排便后消失。本病起病缓慢，多属慢性病变过程，多发于中老年和女性。

根据临床表现分为如下中医证型：

肠胃积热证：大便干结，腹胀腹痛，面红身热，口干口臭，心烦不安，小便短赤，舌红，苔黄燥。

气机郁滞证：大便干结，或不甚干结，欲便不得出，或便而不畅，肠鸣矢气，腹中胀痛，胸胁满闷，嗳气频作，饮食减少，舌苔薄腻。

阴寒积滞证：大便艰涩，腹痛拘急，胀满拒按，胁下偏痛，手足不温，嗳气、呕吐，舌苔白腻。

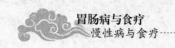

气虚证：粪质并不干硬，也有便意，但临厕排便困难，需努挣方出，挣得汗出短气，便后乏力，体质虚弱，面白神疲，肢倦懒言，舌淡，苔白。

血虚证：大便干结，排出困难，面色无华，心悸气短，健忘，口唇色淡。

阴虚证：大便干结，如羊屎状，形体消瘦，头晕耳鸣，心烦失眠，潮热盗汗，腰酸膝软，舌红，少苔。

阳虚证：大便或干或不干，皆排出困难，小便清长，面色苍白，四肢不温，腹中冷痛，得热痛减，腰膝冷痛，舌淡，苔白。

▶ 饮食原则

宜：饮食习惯不良或过分偏食者，应纠正不良习惯和调整饮食内容。增加含纤维素较多的蔬菜和水果，适当摄取粗糙而多渣的杂粮，如薯类、玉米、大麦等。油脂类的食物、凉开水、蜂蜜均有助于便秘的预防和治疗，应多饮水。多食富含B族维生素及润肠的食物，如粗粮、豆类、银耳、蜂蜜等，炒菜时适当增加烹调油。

忌：忌酒、浓茶、辣椒、咖啡等食物。

▶ 食疗饭（粥）

肠胃积热证

甜浆粥：新鲜豆浆（100克）同粳米（100克）煮粥，粥成后，加入冰糖（5克）再煮一二沸即可。

香菇芝麻粥：香菇（50克）热水中焯一下，捞出备用。小米（50克）、芝麻（20克）煮粥，七成熟时，放入香菇同煮，至米熟汤稠，加盐（1克）调味。

决明子粥：决明子（10～15克）放入锅内，炒至微有香气，待冷后煎汁，去渣取汁。放入粳米（50克）煮粥，粥熟后加入冰糖（2克），再煮一二沸即可，分顿食。

气机郁滞证

莱菔子粥：莱菔子（10～15克）炒至香熟，研成细末。粳米（30～50克）淘洗后煮粥。粥成后，每次调入炒莱菔子末5～7克，稍煮即可。

麻仁苏子粥：紫苏子（50克）和火麻仁（50克）反复淘洗，除去泥沙，烘干水气，打成极细末，倒入温水（约200毫升），用力搅拌均匀，然后静置待粗粒下沉，倒出上层药汁待用。粳米（250克）淘洗干净后下入锅内，掺入药汁（如汁不够可再加清水），置中火煮熬成粥，加盐（2克）调味，分2次服食。

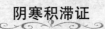

阴寒积滞证

花椒润肠粥：花椒(10 克)、火麻仁(20 克)煮水去渣。粳米(100 克)加入花椒火麻仁水煮粥,加盐(1 克)调味服用。

气虚证

柏子仁粥：柏子仁(10 克)捣烂,煮粥,食时调入蜂蜜(1 克)调味。

松子粥：松子仁(50 克)研碎,同粳米(50 克)煮粥。粥熟后冲入蜂蜜(1 克)即可食用。

血虚证

菠菜粥：将菠菜(100 克)洗净,在沸水中烫一下,切段;粳米(100 克)淘净,置锅内,加水适量,煎熬至粳米熟时,将菠菜放入粥中,继续煎熬直至粥成时停火,再放入食盐(1 克)、味精(1 克)即成。

阴虚证

桑仁芝麻粥：桑椹(30 克)、芝麻(20 克)浸泡片刻,洗净后与糯米(100 克)同入砂锅煮粥;粥熟后,加入冰糖(10 克)溶化即可。

地黄粥：鲜地黄(5 000 克)洗净,捣汁,每 500 克汁兑入白蜜 120 克熬成膏状收贮,封好。每次用粳米约 50 克煮粥,粥熟后加入地黄膏 10 克及酥油少许。

桃酥豆泥：扁豆(150 克)淘净,加沸水煮,捞出后挤去外皮,放入碗内,加清水淹没扁豆仁,上笼蒸约 2 小时,待蒸至熟烂,取出沥水,捣成泥。黑芝麻(100 克)炒香,研成细末,待用。锅置火上,注入植物油,待油热时,倒入扁豆泥翻炒至水分将尽,放入白糖炒匀(炒至不粘锅为度),再放入植物油、黑芝麻、白糖、核桃仁(5 克),溶化混合炒匀即成。

松仁芝麻粥：黑芝麻(75 克)、松仁(25 克)拣去杂质,倒进滤网中,洗净,晾干,倒入锅中炒至有香味,用擀面杖在菜板上把炒熟的黑芝麻压碎。粳米(100 克)淘净,小火煮 20 分钟,倒入一部分压碎的黑芝麻,用勺子不停地搅拌,至粥黏稠,依个人口味,食用的时候再撒上一些压碎的黑芝麻,也可以放白糖(2 克)调味。

阳虚证

苁蓉羊肾粥：将肉苁蓉(15 克)酒洗去土,与锁阳(15 克)、枸杞子(20 克)一

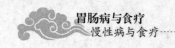

起水煎,去渣取汁。羊肾(1具)去脂膜,细切后与生姜(10克)一起放入药汁中煮作粥,米熟后加盐(1克)、味精(1克)调味。

▮▶ 食疗菜

肠胃积热证

土豆炖白菜木耳:土豆(200克)削皮,洗净,切块备用;白菜(100克)洗净,撕成大小适中的片块状,沥干水分备用;木耳(75克)泡发,撕成小朵。在锅内倒入植物油(15克),待油六成热时放入葱(10克)、生姜(15克)煸炒出香味,倒入土豆炒透,放白菜(先不放菜叶,菜叶待煮至八成熟时再放入)及木耳,加水填汤,大火煮开,改为小火炖至菜熟烂,加盐(2克)、味精(1克)调味即可。

炒茄子:茄子(500克)洗净,切去茄子的两头,剞上花刀,切成小段;猪瘦肉(100克)用热水洗过,切成细丝,加适量盐腌渍后备用。炒锅烧热,注入植物油(25克),烧至七成热时,倒入茄子,用漏勺翻动,至茄子失水变软时,用漏勺捞出,控干油。原锅内加入植物油(10克),烧至七成热时,放入葱段(10克)、生姜丝(5克)、蒜泥(5克),煸炒至发出香味,加豆瓣酱(20克)炒散,加入肉丝,翻炒几下后加入茄子,再加酱油、盐、辣椒、味精炒匀,用水淀粉调稀、勾芡,炒熟后撒葱花(2克),淋上少许香油即可。

炒茭白:茭白(200克)洗净去皮,切滚刀块备用;锅中倒油(15克),小火放入八角(2克)煸出香味,放入切好的茭白,小火耐心煸炒至边缘焦硬,加入生抽(10克)、白糖(2克)翻炒均匀后,加入少许清水,盖上锅盖,中火焖煮汤少后,大火收汁即可。

炒空心菜:空心菜(200克)洗净,切段,备用;锅中倒油(15克),小火放入八角(2克)煸出香味,放入切好的空心菜,小火耐心煸炒透,加入生抽(10克)、白糖(2克),翻炒均匀后,大火收汁(亦可勾芡收汁)即可。

气机郁滞证

萝卜片泡菜:萝卜(200克)去厚皮,萝卜皮切成条状,放入保鲜盒中;生抽(50克)、醋(50克)、糖(50克)兑成腌料汁,倒入保鲜盒中摇匀腌制2小时。

阴寒积滞证

洋葱炒猪肚:熟猪肚(150克)切片,入开水中焯烫一下,备用;洋葱(200克)

去皮,青、红椒(各 1 个)去籽,全切成小块。炒锅倒油(15 克)烧热,爆香葱(10克)、生姜(5 克),倒入洋葱和猪肚翻炒均匀,加入料酒(10 克)、生抽(10 克)、盐(2 克)和糖(2 克);加入青、红椒翻炒均匀,勾入水淀粉炒匀,关火即可。

气虚证

黄芪猴头苁蓉汤:猴头菇(150 克)冲洗后用温水发胀,约 30 分钟后捞出,削去底部的木质部分,再洗净,切成约 2 毫米厚的大片;肉苁蓉(20 克)煮水去渣,与发猴头菇的水用纱布过滤待用。鸡肉(250 克)洗净后剁成约 3 厘米长、1.5 厘米宽的条块;黄芪(30 克)用温毛巾揩净后切成马耳形薄片;生姜(15 克)、葱白(20 克)均切成细节,小白菜心(100 克)洗净待用。锅烧热后注入植物油,投入黄芪、生姜、葱、鸡块共煸炒,再放入盐(5 克)、料酒(10 克)、发猴头菇的水,肉苁蓉水和少量清汤(750 克),用武火烧沸后再用文火烧约 1 小时左右,然后下入猴头菇片再煮半小时,即可洒入胡椒面和匀。先捞出鸡块放在碗底部,再捞出猴头菇片盖在上面。汤中下入小白菜心,略煮片刻舀入碗内即成。

血虚证

海带枸杞排骨汤:海带(75 克)泡发,洗净,切段;烧开水,加几滴醋,下海带段焯烫约 2 分钟,捞出后洗净备用。排骨(500 克)斩成段,浸泡去血水,洗净,入开水锅,汆烫变色后捞出,冲洗备用;干香菇(25 克)用温水泡软,备用;葱(10 克)切段,生姜(5 克)切片,备用。锅中倒入适量清水,放入所有原料,大火煮开,转小火煮约 1.5 小时,加入盐,继续煮 5 分钟,关火即可。

白菜猪肝汤:猪肝(100 克)洗净,去白筋,入淡盐水浸泡半小时,捞起沥干,切薄片,加 1 勺生抽、1 勺料酒、半勺淀粉、少量胡椒粉拌匀,腌渍 15 分钟;生姜(5 克)切丝,蒜(5 克)拍碎,葱(10 克)切碎;白菜(50 克)洗净,掰碎,入沸水中焯 3 分钟,捞起后放入碗内。油锅(15 克)烧热,入生姜丝、蒜瓣、蚝油(10 克)炒出香味,倒入适量沸水,煮开后,加少量老抽(10 克)、适量盐(2 克);下腌渍好的猪肝,用筷子拨散,放入白菜,煮至猪肝全部变色,关火。将猪肝倒入装有白菜的碗中,撒上葱花,倒入汤汁即可。

生姜汁菠菜:菠菜(250 克)摘去黄叶,削去须根,保留红头,再折成 6~7 厘米的长段,用清水反复淘洗干净,捞出沥水待用;生姜(25 克)洗净,用冲窝捣绒挤出生姜汁,待用。锅内注入清水(约 1 000 毫升),烧沸后,倒入菠菜略焯,约 2分钟即可捞出,沥去水,装在盘内抖散晾凉。待菠菜凉后,加入生姜汁、盐(2克)、酱油(15 克)、醋(1 克)、味精(1 克)、麻油(3 克)、花椒油(1 克)调拌入味,装

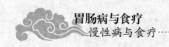

入菜盘即成。

阴虚证

麻仁甲鱼:甲鱼(1只)切块,放入蒸钵中,加入鸡清汤(1 000毫升)、火麻仁(30克)、盐(3克)、料酒(20克)、花椒(2克)、生姜(10克)、葱(15克),上笼蒸1小时即成。

阳虚证

核桃仁炒韭菜:胡桃仁(60克)用沸水焯约2分钟,捞出后撕去表皮,冲洗干净,沥干水气,装于碗内;韭菜(250克)摘洗后,切成3厘米长的段待用。炒锅置中火上烧热后,倒入麻油(30克),待油温至六成热时,下入胡桃仁翻砂至黄色,再下韭菜一起翻炒至熟,起锅时撒入食盐(1.5克),炒匀后装盘即成。

▮▶ 药茶

肠胃积热证

荸荠芦荟豆浆:荸荠(100克)、芦荟(10克)用清水洗去泥沙,用沸水烫约1分钟,去皮,榨汁备用。生豆浆(250克)放在锅内,置中火上烧沸后,掺入荸荠芦荟汁,待再沸后,离火倒入碗内,加白糖(25克)搅匀即成。

无花果茶:无花果(30克)煮水服,加白糖(1克)调味。

罗汉果茶(咽喉不适者更适合):罗汉果(15克)打破外壳,煮水服。

胖大海茶(咽喉不适者更适合):胖大海(10克)泡水服。

草莓汁:草莓(250克)榨汁,加入牛奶(100克)饮用。

香蕉苹果泥:香蕉(2根)、苹果(1个)去皮、核,捣烂为泥即成,连续服食3～5天。

气机郁滞证

四仁萝卜汤:杏仁、松子仁、大麻仁、柏子仁(各10克)分别洗净,捣碎;萝卜(10克)煮水,放入各类子仁,冲泡10分钟,取汁,温饮。

阴寒积滞证

桃汁:桃(100克)榨汁,加入红糖(5克)调味。

柿子汁：柿饼（150 克）榨汁，加入红糖（5 克）调味，餐后服。

气虚证

红薯银耳汤：红薯（200 克）、泡发银耳（50 克）榨汁，加热服，可加白糖（2 克）调味。

血虚证

阿胶枣茶：大枣（15 克）煮水，煮好后倒入碗内，加阿胶（10 克）烊化，可加红糖（3 克）、蜂蜜（5 克）调味。

阴虚证

北杏猪肺汤：猪肺（250 克）切块，洗净，与北杏（10 克）加清水适量煲汤，汤将好时冲入生姜汁（1～2 汤匙），用食盐（2 克）调味即成。

桑椹蜜膏：鲜桑椹（1 000 克）或干桑椹（500 克）洗净。加水适量煎煮，每 30 分钟取煎液 1 次，加水再煎，共取煎液 2 次。合并煎液，再以小火煎熬浓缩至较黏稠时，加蜂蜜（300 克），至沸停火，待冷装瓶。

阳虚证

黄酒核桃泥汤：核桃仁（5 个）加白糖（50 克）捣成泥状，放入锅中，再加黄酒（100 毫升），入锅煎煮 10 分钟即可。此方酒精过敏者忌用。

腹痛

▶ 临床表现

腹痛是指胃脘以下、耻骨毛际以上的部位发生疼痛为主要表现的病证。腹痛的致病原因主要有感受外邪、饮食不节、情志失调、瘀血阻滞、虫体侵袭和素体阳虚等，但均因导致气机阻滞，或脏腑失养而致腹痛。总之，腹痛的发生，不离"不通则痛"这一病机特点。

根据临床表现分为如下中医证型：

寒邪内阻证：腹痛拘急，得温痛减，遇寒痛甚，形寒肢冷，手足不温，小便清长，大便清稀或自可，或便秘，舌淡，苔白腻。

湿热壅滞证：脘腹胀满，疼痛拒按，大便秘结或溏滞不爽，烦渴引饮，小便短赤，舌红，苔焦黄起刺或黄腻。

饮食积滞证：腹痛胀满，嗳腐吞酸，厌食泛呕，痛而欲泻，泻后痛减，或大便秘结，舌苔腻。

肝郁气滞证：腹痛胀闷不舒，攻窜不定，痛引少腹，得嗳气则痛减，遇恼怒则加剧，苔薄。

瘀血内停证：腹痛较剧，痛如针刺，部位固定，拒按，舌紫暗或有瘀斑。

中虚脏寒证：腹痛绵绵，时作时休，喜温喜按，饥饿劳累后加重，得食休息后减轻，面色少华，神疲乏力，气短、形寒肢冷，便溏，舌淡，苔白。

▐▶ 饮食原则

宜：中虚脏寒证患者，饮食以温热为宜，可适当选用生姜、葱、芥末、胡椒、大蒜、韭菜等作调料，可选用温中益气之品，如羊肉、牛肉、南瓜、扁豆、山药、莲子、胡桃、龙眼、大枣、栗子等；气滞证患者，可选用白萝卜、大蒜、韭菜、香菇、柑橘等有行气作用的食物；血瘀证患者，饮食以具有活血作用的食品为主，如山楂、玫瑰花等；食滞证患者，多食用萝卜、金橘、橘子、苹果、山楂、麦芽等有宽中理气消食之物。总之，寒者用温，热者用凉，阻塞者通滞，虚损者补益，当分证而食。

忌：忌烧烤食物，坚硬有碍消化的食物，过夜、不新鲜的食物，以及芥末、辣椒等刺激性食物。

▐▶ 食疗饭（粥）

寒邪内阻证

生姜葱椒粥：生姜（10 克）、胡椒（5 克）、葱白（15 克）筛选干净，打成细末。粳米（150 克）淘洗干净，倒入干净锅内，注入清水（约 2 000 毫升），煮至米烂汤稠成粥。把药末洒进粥内，边洒边搅，待洒完、搅匀后即可起锅。空腹服之，亦可略加盐调味。

椒面糊川椒（3～5 克）研为末，与白面粉（150 克）、适量水，和匀成面糊，入水煮粥，后加生姜（3 片）稍煮即可。

湿热壅滞证

荞麦面：荞麦面（250 克）加水和面，做面条，连食 3～4 次。

绿豆薏苡仁粥：绿豆(25 克)、薏苡仁(30 克)加水浸泡至软,与小米(100 克)煮粥服用。

饮食积滞证

萝卜苏麦粥：白萝卜(250 克)洗净,切碎,捣汁,去渣。紫苏 10 克煮水,去渣备用。粳米(100 克)、炒麦芽(20 克)淘净,放入锅中,加萝卜汁与适量紫苏水,武火烧沸,改文火熬粥即成。

肝郁气滞证

佛手柑粥：佛手柑(10～15 克)煎汤去渣,再入粳米(50～100 克)、冰糖适量,同煮为粥。

瘀血内停证

桃仁粥：桃仁(30 克)去皮尖,研碎,加水榨汁。以桃仁汁和红米(50 克)煮粥,若桃汁较少可加适量水。

赤豆豌豆粥：赤豆(50 克)用冷水泡 1～2 小时,使其柔软;青豌豆(30 克)用水泡,洗净,备用。粳米(100 克)淘净,置于锅内,加水适量,放入赤豆、青豌豆,与米混合,煮至粥成,可加红糖(2 克)调味。

中虚脏寒证

温中羊肉粥：黄羊肉(100 克)切细,用花椒(10 克)、料酒(15 克)、水适量腌制,再与粳米(100 克)煮粥,八成熟时放入淮山药(30 克)、陈皮丝(15 克)同煮至粥稠,加盐(3 克)、味精(1 克)调味食用。

▌▶ 食疗菜

寒邪内阻证

茴香猪肚：在热锅内将小茴香(6 克)略炒片刻,待脆后打成细末。猪肚(1个)撕去皮膜,洗净,然后塞入茴香末,并用麻绳将开口处缠紧待用。将锅置中火上,植物油(10 克),油热后,倒入葱丝(20 克)、姜丝(10 克)、五香粉(6 克)、酱油(20 克)、精盐(2 克)、黄酒(25 克)、醋(10 克)和水(100 克),制成卤汁,调好味,放入猪肚煮,沸后约 30 分钟即可起锅取出,解开绳子剖成两瓣,再切片装盘

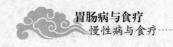

即成。

凉拌紫苏叶茴香：紫苏嫩叶、茴香(各 150 克)洗净,入沸水焯透,捞出洗净,控干水分,切段放入盘内,加入盐(1 克)、味精(1 克)、酱油(10 克)、麻油(3 克),拌匀作菜食用。

湿热壅滞证

金银豆腐：嫩豆腐(200 克)切成 1 厘米大小的方丁,入沸水锅煮制去水,捞出沥干;(200 克)切成 1 厘米见方的丁。炒勺内加植物油(150 克),烧至七成热时,将备好的豆腐取一半炸至金黄色捞出;勺内另留少量油(约 10 克),烧热后加葱、生姜煸炒出香味,加清汤(50 克)、料酒(10 克)、盐(2 克)和嫩豆腐(100 克)稍煨入味,加入炸制的豆腐、味精(1 克)翻勺稍煨即可。

饮食积滞证

炒胡萝卜酱：胡萝卜(100 克)、白萝卜干(75 克)切成丁;猪瘦肉(300 克)切成丁;海米(10 克)用水泡透。胡萝卜用熟猪油炸透捞出。另起锅,在武火上烧热后倒入熟猪油(15 克),随即放入切好的肉丁进行煸炒;待肉丁的水分渐少,锅内响声增大时,把锅移到文火上;到响声变小,肉的水分已尽,再移到武火上,炒到肉的颜色由深变浅时,即放入葱末(5 克)、生姜末(5 克)和黄酱(6 克);待酱渗到肉中散出酱味时,加入料酒(10 克)、味精(1 克)、酱油(3 克),稍炒一下加入胡萝卜、白萝卜干丁、海米等,再炒一下,淋上香油(3 克),炒匀即成。

肝郁气滞证

菊花鲈鱼块：菊花(15 克)将花瓣摘下,剪去两端,先用 10%的淡盐水略洗,再用冷开水冲泡后捞出,沥去水,待用。用汤(6 克)把淀粉溶开,待用。将鱼肉切成长、宽各 6 厘米,厚 3 厘米的方块,下入热油(75 克)中滑至八成熟,捞出,控去油。炒锅内略留油底,上火烧热,下葱花(3 克)、生姜末(3 克)略爆,炝入料酒(6 克),依次加放汤、盐(3 克)、白糖(1.5 克)、味精(0.5 克),鱼块颠匀,水淀粉勾芡,淋上香油,出锅上盘。菊花的一半放在鱼块下垫底,另一半围在盘边上即成。

瘀血内停证

山楂葱炖猪蹄：猪蹄(2 个)拔毛,洗净,用刀划口;葱(50 克)切段,与山楂(20 克)、猪蹄一同放入锅中,加水适量和食盐(1 克),先用武火烧沸,后用文火炖

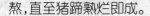

熬,直至猪蹄熟烂即成。

中虚脏寒证

当归生姜羊肉汤:当归(30克)、生姜(30克)用清水洗净后顺切大片;羊肉(500克)剔去筋膜,入沸水中焯去血水,捞出晾凉,切成约5厘米长、2厘米宽、1厘米厚的条备用。取砂锅,掺入清水适量,羊肉条下入锅内,再下当归和生姜,在武火上烧沸后,撇去浮沫,改用文火炖约1.5个小时,至羊肉熟烂即可,可加盐(2克)、味精(1克)调味。

附片干姜蒸羊肉:鲜羊肉(1000克)刮洗干净,整块随冷水下锅煮熟,切成肉块。取大碗1只,放入羊肉(皮朝上)、附片(15克)、干姜片(10克)、炙甘草片(10克)、料酒(20克)、熟植物油(10克)、葱节(10克)、肉清汤、盐(2克),隔水蒸3小时即成。

白羊肾羹:白羊肾(2对)、羊脂(200克)洗净;肉苁蓉(50克)、陈皮(5克)、荜茇(10克)、草果(10克)、胡椒(10克)装入纱布袋内,口扎紧,与白羊肾、羊脂一同放入锅内,加水适量;用武火烧沸,文火炖熬,待羊肾熟透时,放入葱(10克)、生姜(5克)、酵母面(3克)、酱油(10克)、盐(1克),制羹。

大麦羊肉汤:大麦仁(50克)用开水淘洗干净,放入锅内,加水适量,先用武火烧沸,再用文火煮熟。羊肉(150克)洗净,与生姜(15克)一同放入锅内,加水适量熬煮,然后将羊肉、生姜捞起,将汤与大麦仁粥合并,再用文火炖熬熟透。羊肉切成小块,放入大麦汤内,加盐少许,调匀即可。

鲫鱼温中羹:大鲫鱼(约1000克)去鳞、内脏,洗净;在鲫鱼腹内,装入陈皮(10克)、缩砂仁(10克)、荜茇(10克)、干姜(10克)、大蒜(2头)、胡椒(10克)、葱(10克)、盐(2克)、酱油(10克)备用。锅内放入菜油(40克)烧开,放入鲫鱼煎熟,加入料酒(20克)、醋(10克)烹去腥味,再加入水适量,葱、盐、酱油炖煮成羹即成。

▌▶ 药茶

寒邪内阻证

茴椒丸:茴香(15克)、胡椒(10克)研为末,用酒糊为丸,每次服3~6克,温酒送下。

花椒蒸酒:黄酒(50克)、花椒(2克)一同放入瓷杯中,上笼蒸10分钟即成。

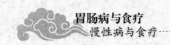

湿热壅滞证

绿豆南瓜汤：干绿豆(50 克)用清水淘去泥沙,滤去水,趁水未干时加入盐(约 3 克)拌合均匀,腌 3 分钟后用清水冲洗干净。老南瓜(500 克)削去表皮,抠去瓜瓤,用清水冲洗干净,切成约 2 厘米见方的块待用。锅内注入清水(约 500 毫升),置武火上烧沸后,先下绿豆煮沸 2 分钟,淋入少许凉水,再沸,即将南瓜块下入锅内,盖上盖,用文火煮沸约 30 分钟,至绿豆开花即成。吃时可加盐(1 克)调味。

饮食积滞证

胡萝卜汁：胡萝卜(250 克)加盐(3 克)、水适量煮烂,去渣取汁。

萝卜糖水：萝卜(红皮辣萝卜更好)(250 克)洗净,不去皮,切成薄片,放于碗中,上面放饴糖 2～3 匙,搁置 1 夜,溶成萝卜糖水,服用。

麦芽酸梅汤：乌梅(1 000 克)、山楂(20 克)摘选、洗净后,逐个拍破,同陈皮(10 克)、桂皮(30 克)、麦芽(15 克)一同装入纱布袋中,口扎紧。锅内注入清水(约 5 000 毫升),把药包投入水中,用旺火烧沸,再转用小火熬约 30 分钟,除去药包离火后,静置、沉淀约 15 分钟,滤出汤汁,加入白糖溶化、过滤后即成。

肝郁气滞证

玫瑰黄花水：玫瑰花(10 克)、黄花菜(30 克)共煮水,饮用,可加白糖(2 克)调味。

瘀血内停证

山楂核桃茶：核桃仁(150 克)加适量水浸泡半小时,洗净后再重新加入少许清水,用石磨将其磨成茸浆,装入容器中,再加适量清水稀释调匀待用。山楂(50 克)用水冲洗干净(若是山楂果则要拍破),装入锅内,加入适量清水在中火上煎熬三次,每次 20 分钟,过滤去渣取汁,浓缩至约 1 000 毫升。把锅洗净后置于火上,倒入山楂汁,加入白糖(200 克)搅拌,待溶化后,再缓缓地倒入核桃浆,边倒边搅匀,烧至微沸出锅装碗即成。

中虚脏寒证

温中止痛汤：党参(10 克)、花椒(3 克)、干生姜(6 克)煮水,加饴糖(50 克)

饮用。

腹胀

▶ 临床表现

正常人胃肠道内存在一定量(100～200毫升)的气体,气体多位于胃与结肠内,小肠腔内气体较少,当胃肠道内积聚过量的气体时,称为腹部胀气,简称腹胀。

根据临床表现分为如下中医证型:

邪热内陷证:脘腹胀满,灼热急迫,按之满甚,心中烦热,咽干口燥,渴喜饮冷,身热汗出,大便干结,小便短赤,舌红,苔黄。

饮食停滞证:脘腹胀满,按之尤甚,嗳腐吞酸,恶心呕吐,厌食,大便不调,舌苔厚腻。

寒湿内阻证:脘腹胀满,闷塞不舒,纳呆满闷,头重如裹,身重肢倦,恶心呕吐,不思饮食,口淡不渴,小便不利,舌体胖大,边有齿痕,苔白厚腻。

肝郁气滞证:胸腹胀满,心烦易怒,喜太息,恶心嗳气,大便不爽,常因情志因素而加重,舌苔薄白。

脾胃虚弱证:腹满痞闷,胀满时减,喜温喜按,食少无饥饿感,身倦乏力,少气懒言,大便溏薄,舌淡,苔薄白。

▶ 饮食原则

宜:宜选择温软易消化的食物。

忌:尽可能地少食易产气的食物,如高糖食物、豆类、牛奶、红薯、糯米、菱角、栗子、土豆、芋头、卷心菜、花菜、洋葱等。不要吃不易消化的食物,如煎炸、烧烤制品。要改变不良饮食习惯,包括进食太快,边走边吃等。用吸管喝饮料时,也会吞入大量空气,引起腹胀。

▶ 食疗饭(粥)

邪热内陷证

荞麦小米粥:小米(80克)加水煮粥,八成熟时,加荞麦面(20克),煮至米烂

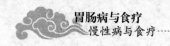

粥稠,加入盐(1克)调味口服,连食3～4次。

饮食停滞证

槟榔粥:槟榔(10克)捣碎,装入纱布袋内,煎取药汁,与粳米(50克)煮粥,加白糖(2克)调味。

莱菔子麦芽粥:莱菔子(10～15克)、麦芽(30克)炒至香熟,研成细末。粳米(30～50克)淘洗干净后煮粥。待粥成,每次食用前调入莱菔子麦芽末5～7克,稍煮即可。

寒湿内阻证

消胀健胃粥:砂仁(6克)、陈皮(9克)、枳壳(9克)、佛手(9克)水煎取汁,过滤药渣;再加入粳米(150克)和适量水,熬煮成粥食用,可加白糖(2克)调味。

肝郁气滞证

佛手柑木瓜粥:将佛手柑(10～15克)木瓜(20克)煎汤去渣,再入粳米(50～100克)同煮为粥,加冰糖(1克)调味。

脾胃虚弱证

茯苓包子:茯苓(30克)去净皮,用水润透,蒸软切片,用煎煮法取汁,每次分别加水约400毫升,加热煮提三次,每次煮提一小时,三次药汁合并滤净,再浓缩成500毫升药汁待用。面粉(1 000克)倒在案板上,加入发面(300克)、温热茯苓汁,合成面团发酵。鲜猪肉(500克)剁成茸,倒入盆内,加酱油拌匀,再将生姜末(5克)、盐(3克)、麻油(10克)、料酒(20克)、葱花(5克)、胡椒(2克)、骨头汤等投入盆中搅拌成馅。待面团发成后,加碱水适量,揉匀碱液,试剂子酸碱度合适(不黄不酸),然后搓成3～4厘米粗长条,按量揪成20块剂子,压成圆面皮,右手打馅,逐个包成生坯。将包好的生坯摆入蒸笼内,沸水上笼用武火蒸约15分钟即成。

荜茇益智粥:荜茇、胡椒、益智(各3克)筛选干净,打成细末。粳米(100克)淘净后,倒入干净锅内,注入清水(约1 000毫升),煮至米烂汤稠成粥。将药末洒进粥内,边洒边搅,待洒完、搅匀后即可起锅。空腹服之,可加少许盐调味。

▌▌▶ 食疗菜

邪热内陷证

凉拌菠菜：菠菜(200克)去根、黄叶，洗净备用；凉开水或纯净水倒入盆中，加入冰块备用；锅中水烧开，放入菠菜焯烫30秒后取出，菠菜放入带有冰块的盆内，降温后取出，控干水分，切成段，放入容器；芝麻酱(10克)、花生酱(10克)、生抽(10克)混合，加入少量的白开水，顺着一个方向搅拌，澥开芝麻酱，加糖(2克)、盐(2克)调味后，淋在菠菜上。

饮食停滞证

番茄萝卜鸡蛋汤：番茄(1个)热水浸泡2～3分钟，剥去外皮，切片；萝卜切片(20克)热水中焯一下，淋干水份，备用。锅内略加油(5克)，炝炒葱末(3克)、姜末(3克)，放入萝卜翻炒后，加入清汤，水沸后放入番茄、打散的鸡蛋(1个)，边撒边搅匀，最后加香菜(5克)，盐(1克)、味精(1克)即可。

炒萝卜：白萝卜(100克)洗净，切片；香菜(15克)洗净，切碎段。锅热后，放油(10克)，加入葱花(5克)、生姜丝(5克)炒出香味后，放入白萝卜片，加入生抽(10克)、味精(1克)、盐(1克)调味，至萝卜熟后，放入香菜碎，即可。

寒湿内阻证

凉拌紫苏叶：紫苏嫩叶(300克)洗净，入沸水焯透，捞出洗净，控干水分，切段放入盘内，加入盐(1克)、味精(1克)、酱油(10克)、麻油(5克)，拌匀作菜食用。

肝郁气滞证

凉拌黄花菜：黄花菜(60克)用清水泡半小时左右；黄瓜(15克)、胡萝卜(20克)、生姜(10克)洗净、切丝；蒜(5克)洗净备用。锅内加入适量清水煮沸，加入少量油，将黄花菜放入沸水煮4～5分钟，煮熟后捞出放入凉开水中。再以同样的方法将处理胡萝卜丝。锅中加少量油烧热，爆香生姜丝和蒜，用油煎一下生的蚝油(15克)，关小火倒入酱油(20克)。将黄花菜捞出并倒入锅内，再将胡萝卜丝及黄瓜丝一并加入，迅速拌匀，加少量芝麻油和白醋拌匀，可适当再加些其他配料。

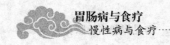

脾胃虚弱证

大麦行气汤：将大麦仁(50克)用开水淘洗干净,放入锅内,加水适量,先用武火烧沸,再用文火煮熟。羊肉(150克)洗净,与陈皮(15克)、枳壳(10克)一同放入锅内,加水适量熬煮,然后将羊肉、陈皮捞起,将汤与大麦仁粥合并,再用文火炖熬熟透。羊肉切成小块,放入大麦汤内,加盐少许,调匀即可。

陈皮油烫鸡：陈皮(25克)洗净,切成约5毫米的粗丝,分成两份待用;嫩公鸡(1只)褪净毛,去内脏,冲洗干净;生姜(10克)、葱(10克)洗净,拍破待用。锅内注入清水适量,下生姜、葱、花椒(2克)、盐(2克),置中火上烧沸,下公鸡和一半的陈皮煮至再沸约20分钟后,捞出鸡晾凉,汤不用。锅中倒入卤汁置中火上烧沸后,将鸡下入卤汁内卤熟捞出。另用炒锅加入少许卤汁,加冰糖(25克),盐(3克)收浓成汁,调好味,抹在鸡的面上,锅刷洗干净。炒锅再置中火上,倒入菜油,炼至油泡散尽冒青烟后离火,待油温略降后将余下的陈皮撒下锅内炸酥,再将鸡用油反复淋烫,使其颜色红亮。最后,在表面上再抹层芝麻油即成。装盘后可将炸酥的陈皮丝撒在上面。

【卤汁制作方法：料包(八角、桂皮、草果各50克,沙姜、花椒、丁香各25克,甘草50克),放入开水(1 000毫升)中,加入酱油(50克)、料酒(500克)、冰糖(25克)、精盐(5克)、味精(3克)在慢火上约煮1小时。卤汁制成后,最好是隔日使用。】

鲫鱼行气羹：鲫鱼(1条,约400克)去鳞、鳃及内脏,洗净,放入锅中,加水适量,先用武火烧沸,后改用文火煨至烂熟,取鱼汤备用,鱼另食用。干生姜(3克)、枳壳(3克)厚朴(5克)、胡椒(3克)同碾成细末,生姜(5克)和葱白(10克)切成碎末,同放入鱼汤中煮沸5分钟,最后加入生粉、盐(2克)稍煮即成。

行气乌鸡汤：乌母鸡(1只,约1 000克)宰杀,去毛及肠杂,洗净。草豆蔻(30克)、草果(2个)、枳壳(10克)烧存性,掺入鸡腹,扎定。乌鸡放入热水中焯去脂沫后,放入清汤中,加料酒(20克)、葱段(10克)、姜片(10克)煮熟。空腹食之。

参芪鸽肉汤：净白鸽(1只)取肉、切块,放入锅内,加料酒(25克)、葱段(15克)、姜片(15克),清水适量,水沸后焯去脂沫,取出鸽肉放到砂锅中,加党参(20克)、黄芪(20克)、山药(10克)、盐(2克)和适量水,文火炖煮50分钟,闷熟后饮汤食肉。

药茶

邪热内陷证

竹笋汤：毛笋(20 克)煮水服。

草莓汁：新鲜草莓(25 克)洗净，榨汁饮用。

饮食停滞证

豇豆饮：生豇豆(30 克)捣碎泡冷开水服。

香菜汁：鲜香菜(30 克)水煎服。

夏朴蜜汁：半夏(6 克)、厚朴(6 克)煎取药汁，然后加入蜂蜜(5 克)服用。

肝郁气滞证

橘皮瑰花茶：干燥的橘子皮(12 克)切丝、玫瑰花(6 克)用热开水充泡，当茶饮。

佛手柑糖水：佛手柑(15 克)洗净，切碎，与适量白糖(2 克)一起放茶杯中，用沸水浸泡，代茶饮用。

脾胃虚弱证

麦姜豆蔻茶：大麦、小麦(各 500 克)炒黄；炙甘草(60 克)、盐(30 克)、干生姜(100 克)、肉豆蔻(15 克)、草豆蔻(15 克)共研为细末，与大麦、小麦混匀。每服 6 克，以白汤冲服，每日 1 次。

菠菜汁：菠菜(500 克)捣烂，绞汁，分多次服。

痔疮

■▶ 临床表现

痔疮是直肠末端黏膜下和肛管皮肤下痔静脉丛屈曲和扩张而形成的柔软静脉团。分为内痔、外痔和混合痔，常见临床症状为：① 间歇性便血：特点为便时滴血、射血，量多、色鲜红，血不与粪便相混淆。亦可表现为手纸带血。② 脱垂：便后颗粒状肿物脱出肛外，初期可自行还纳，后期需用手托回或卧床休息才可复

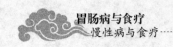

位,严重者下蹲、步行、咳嗽或喷嚏时都可能脱出。③ 肛门不适感:包括肛门坠胀、异物感、瘙痒或疼痛,可伴有黏液溢出。

根据临床表现分为如下中医证型:

湿热下注证:便血色鲜,量较多,肛内肿物外脱,可自行回纳,肛门灼热,重坠不适,舌苔黄腻。

气滞血瘀证:肛内肿物脱出,甚或嵌顿,肛管紧缩,坠胀疼痛,甚则内有血栓形成,肛缘水肿,触痛明显,舌红,苔白。

脾虚气陷证:肛门松弛,内痔脱出不能自行回纳,需用手法还纳。便血色鲜或淡,伴头晕、气短、面色少华、神疲自汗、纳少、便溏等,舌淡,苔薄白。

▮▶ 饮食原则

宜:平素便秘患者,应酌情用润肠通便药物,防止便秘和粪便嵌塞;多食用富含食物纤维的燕麦、高粱等粗粮,因其中的食物纤维主要成分为纤维素、半纤维素、果胶和木质素等,这些物质在通过肠道时,不受消化作用的影响,在吸收大量水分后,容易很快排出成形大便,可以缩短大便在肠道停留的时间,从而发挥保护肠道功能的作用。燥热性饮食可抑制肠蠕动,致大便干燥,并可直接刺激肠管,使之处于收缩状态,而诱发痔脱出,栓塞和嵌塞,故实热性痔疮当食以雪梨、莲藕、荸荠、甘蔗、百合、银耳、花生、蜂蜜等清热化火之品。虚证者,饮食予以甘温补气作用的食品,如牛肉,鱼肉,蛋类,山药,扁豆,豆制品等,以益气润肠。

忌:避免辛辣刺激性食品。酒和含酒饮料能迅速直接地影响肛管括约肌的张力和血运,也是诱发痔脱垂,栓塞和嵌顿的常见原因,故本病当忌酒。

▮▶ 食疗饭(粥)

湿热下注证

冬瓜粥:冬瓜(50 克)去皮,切块,备用;粳米(50 克)煮粥,至八成熟时,放入冬瓜、豉心(5 克)、葱白末(2 克),煮至粥稠,加盐(0.5 克)调味。

马齿苋粥:马齿苋(30 克)在热水中焯一下,过凉水,沥干,切碎;粳米(60 克)煮粥,至八成熟时,放入马齿苋,煮至粥稠,加盐(1 克)调味。

丝瓜粥:丝瓜(40 克)去皮,切小块;粳米(50 克)煮粥,至八成熟时,放入丝瓜,煮至粥稠,加盐(0.5 克)调味。

荠菜粥:荠菜(30 克)洗净,切成碎末,粳米(50 克)煮粥,至八成熟时,放入荠菜末,煮至粥稠,加盐(1克)调味。

气滞血瘀证

茜草黄花菜粥:茜草(6克)研粉备用;鲜黄花菜(50克)或干黄花菜(20克)加水适量煎煮,再入粳米(50克)、茜草粉煮粥,粥熟时加盐(2克)调味即成。

脾虚气陷证

黄芪胡萝卜粥:胡萝卜(50克)洗净,切成小块;黄芪(10克)研为末。粳米(100克)淘洗干净,放入适量水煮粥,大火煮开后,放入黄芪末,转小火熬。待粥熬至七八成熟时,放入胡萝卜块、油(1克)以及盐(2克),继续熬至粥稠即可。

▐▐▶ 食疗菜

湿热下注证

冬瓜槐花汤:冬瓜(100克)切成4厘米长、7毫米厚的片;槐花(15克)用温水洗去灰沙。锅中注入高汤,在旺火上烧开,加入冬瓜、槐花和盐(1克),烧20分钟左右;待冬瓜煮熟,加入葱花(3克)、味精(1克)和熟植物油(3克)即可。

黑木耳百合:黑木耳(50克)用水浸泡2小时左右,中间换水2~3次;百合(100克)用水浸泡,备用。锅内倒入植物油(15克),烧热后,放入小葱(3克)爆炒;倒入泡好的黑木耳、百合,一同爆炒片刻,根据个人口味放盐、生抽调味,出锅前用水淀粉勾薄芡即可。

丝瓜炒毛豆:丝瓜(250克)洗净,削皮,切片;毛豆(100克)摘去荚,用清水洗净,备用;葱(10克)、蒜(5克)择选、洗净后均切成末;酱油(15克)、味精(1克)、汤兑成汁。锅烧热后注入植物油(15克),待油六成热时,下毛豆滑透,将葱末、蒜末一起下锅翻炒,沿锅壁倒入兑好的汁,待毛豆煮至八成熟,放入丝瓜翻炒,最后水淀粉勾芡,翻炒均匀起锅装盘即成。

土豆茄子煲:茄子(500克)洗净,切去茄子的两头,剞上花刀,切成小段;土豆(100克)削皮,切成小块备用。炒锅烧热,注入植物油(25克),烧至七成热时倒入茄子,用漏勺翻动,至茄子失水变软时,用漏勺捞出,控干油。再放土豆,待土豆变软时捞出。原锅内加入植物油(10克),烧至七成热时放入葱段(10克)、生姜丝(5克)、蒜泥(5克),煸炒至发出香味,加豆瓣酱(15克)炒散,加入土豆,翻炒几下后加入茄子,再加酱油(15克)、盐(2克)、味精(1克)炒匀,用水淀粉调

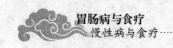

稀、勾芡,倒入煲锅中。将煲锅放火上,用小火煲 10 分钟左右,加入适量醋(1克)、葱花(2 克),淋上少许香油(1 克)即可。

翠衣芹菜:西瓜青色的内皮(100 克)洗净后切丝;芹菜(150 克)摘去叶和老杆,用清水洗净,切成 3 厘米长的节段(粗的要切开);葱(20 克)、蒜(20 克)摘选、洗净后均切成丝;将料酒(3 克)、酱油(30 克)、味精(3 克)、淀粉(30 克)、清汤(50克)兑成汁。锅烧热后放入植物油(20 克),待油六成热时,把瓜皮丝、芹菜丝下锅滑透,将葱、蒜丝一起下锅翻炒,将兑好的汁沿锅倒入,最后加芝麻油(3 克)翻炒均匀起锅装盘即成。

气滞血瘀证

黄花菜木须肉:黑木耳(50 克)、干黄花菜(50 克)分别用清水泡发后沥干水份;黄瓜(30 克)洗净,切片;小葱(10 克)切段;猪里脊肉(30 克)切片,加入生抽(10 克)、料酒(15 克)和生粉(3 克)抓匀后,腌制肉片。锅中倒入 1 汤匙植物油烧热,先将蛋液(1 个)打入滑散,炒熟后盛出;再倒入 1 汤匙植物油烧热,爆香葱花后,下里脊肉翻炒至变色,倒入黄花菜、黑木耳翻炒一会,调入盐(1 克)、味精(1 克)和白糖(2 克),最后加入鸡蛋和黄瓜片,炒匀即可。

凉拌黄花菜:黄花菜(60 克)用清水泡半小时左右;黄瓜(15 克)、胡萝卜(20克)、生姜(10 克)洗净、切丝;蒜(5 克)洗净备用。锅内加入适量清水煮沸,加入少量油,将黄花菜放入沸水煮 4~5 分钟,煮熟后捞出放入凉开水中。再以同样的方法将处理胡萝卜丝。锅中加少量油烧热,爆香生姜丝和蒜,用油煎一下生的蚝油(15 克),关小火倒入酱油(20 克)。将黄花菜捞出并倒入锅内,再将胡萝卜丝及黄瓜丝一并加入,迅速拌匀,加少量芝麻油和白醋拌匀,可适当再加些其他配料。

烩蘑菇:蘑菇(50 克)洗净;香菇(50 克)、杏鲍菇(50 克)、胡萝卜(20 克)切片;黑木耳(15 克)撕成小朵;青、红椒(各 1 个)去籽切丝。炒锅烧热倒入油(10克),油热后下葱(3 克)、生姜末(3 克)爆香;倒入胡萝卜片,所有菇类炒至断生,放入黑木耳炒匀;加盐(1 克)、蚝油(10 克)、浓高汤,放入青、红椒炒匀;最后用水淀粉勾芡。

脾虚气陷证

韭菜豆干炒豆芽:升麻(10 克)煮豆干(20 克),取用豆干,切丝;韭菜(100克)洗净,切成小段;绿豆芽(100 克)洗净,去头尾,与韭菜一同泡水备用;大蒜(5

克)适量切片。锅内油(10 克)烧热后,下蒜片爆香,加入豆干丝炒至变色,再将沥干水份的韭菜和绿豆芽下锅,大火炒 30 秒,再加醋(5 克)、盐(2 克)、味精(1克)、白胡椒粉(1 克),炒至绿豆芽稍有出水,即可出锅。

红烧芪龟肉:龟(1 只,250~500 克)放入盆中,加热水(约 40℃)使其排尽尿液,然后剁去其头、足,剖开,去龟壳、内脏,洗净,将龟肉切块。黄芪(30 克)、升麻(6 克)煮水,备用。锅中加菜油(60 克),烧热后,放入龟肉块,反复翻炒,再加适量生姜(15 克)、葱(10 克)、花椒、冰糖,烹以酱油(15 克)、黄酒(20 克),加适量黄芪升麻水,用文火煨炖,至龟肉熟烂为止。

胡桃炒韭菜苔:胡桃肉(60 克)去皮,掰开;韭菜苔(150 克)洗净,切成小段;大蒜(5 克)适量切片。锅内油(10 克)烧热后,下蒜片爆香,加入胡桃肉炒至变色,再将沥干水份的韭菜苔下锅,大火炒 30 秒,再加醋(5 克)、盐(2 克)、味精(1克)、白胡椒(1 克)粉,炒至韭菜苔稍有变软变色,即可出锅。

清煮野猪肉:野猪肉(500 克)切块,放入葱姜水中,烧沸,焯去脂沫,备用。锅内油(5 克)烧热后,下蒜片(10 克)、花椒(1 克)、葱白(3 克)爆香,翻炒后,放入肉块,炒至变色,加料酒(20 克)去腥,翻炒透,放入适量清汤,柴胡(6 克)、枳壳(6克)煮至肉熟,再加盐(2 克)、味精(1 克)调味。

泥鳅汤:泥鳅(250 克)去内脏,少入盐(2 克)、料酒(50 克)、葱段(15 克)姜末(5 克)腌制。锅内加水,烧热后,下蒜片(10 克)及泥鳅,并加料酒(20 克)去腥,再加盐(2 克)、味精(1 克),煮至熟。食肉喝汤。

▶ 药茶

湿热下注证

无花果槐花茶:无花果干果(10 克)捣碎、槐花(6 克)煎汤,加生蜂蜜(2 克)适量,空腹时温服。

马齿苋藕汁:鲜马齿苋(100 克)榨汁,配以等量藕汁,每次半杯(约 60 克),以米汤和服。

猕猴桃山楂饮:猕猴桃果、炒山楂(各 15 克)煎汁饮用,可加冰糖(2 克)调味。

甜菜汁:甜菜(3 棵)须连根,洗净,放入砂锅内,加清水(3 茶碗),煎 1 小时,过滤取汁,温服。

香蕉羹:香蕉(2 只)不去皮,炖熟烂,连皮食用。

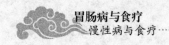

气滞血瘀证

黄花菜羹：黄花菜（30克）加红糖（10克）适量，煮熟，作羹服。

黑木耳芝麻茶：炒锅置中火上烧热，将黑木耳（30克）下入锅中，不断翻炒，待黑木耳的颜色由灰转黑且略带焦味时，起锅装入碗内待用。锅内倒入黑芝麻（15克）略炒出香味，掺入清水（约1 500毫升），同时下入生黑木耳（30克）及炒焦的黑木耳，用中火烧沸约30分钟，即可起锅；用洁净双层细纱布过滤，所得滤液装在器皿内即成。每次饮用100～120毫升，可加白糖（20～25克）调味。亦可将炒焦的黑木耳、炒香后的黑芝麻，同生黑木耳一起合匀收藏，每次取5～6克，加沸水120毫升泡茶饮服。

脾虚气陷证

黄芪、橘皮按5：1的比例煮水服。

肛瘘

▶ 临床表现

肛瘘系肛痈成脓自溃或切开后所遗留的腔道，又称痔漏。有肛痈病史。病灶有外口、管道、内口可征。可出现反复发作的肛周肿痛、流脓，急性炎症期可发热。

根据临床表现分为如下中医证型：

湿热下注证：肛周有溃口，经常溢脓，脓质稠厚，色白或黄，局部红、肿、热、痛明显，按之有索状物通向肛内；可伴有纳呆，大便不爽，小便短赤，形体困重，舌红，苔黄腻，脉滑数。

正虚邪恋证：肛周瘘口经常流脓，脓质稀薄，肛门隐隐作痛，外口皮色暗淡，时溃时愈，按之较硬，多有索状物通向肛内；可伴有神疲乏力，面色无华，气短懒言，舌淡，苔薄，脉濡。

阴液亏虚证：瘘管外口凹陷，周围皮肤颜色晦暗，脓水清稀，按之有索状物通向肛内；可伴有潮热盗汗，心烦不寐，口渴，食欲不振，舌红少津，少苔或无苔，脉细数无力。

▋▋▶ 饮食原则

宜：注意休息、加强营养,饮食宜清淡,保持大便规律、通畅,防止腹泻或便秘,以减少粪便对肛瘘内口的刺激。保持肛门清洁。

忌：忌烟酒及辛辣刺激的食物。

▋▋▶ 食疗饭(粥)

湿热下注证

马齿苋槐花小米粥：马齿苋(50克)在热水中焯一下,过凉水,沥干,切碎;槐花(10克)洗净,沥干。小米(50克)煮粥,至八成熟时,放入马齿苋、槐花,煮至粥稠,加盐(1克)调味。

丝瓜小米粥：丝瓜(50克)去皮,切小块。小米(50克)煮粥,至八成熟时,放入丝瓜块,煮至粥稠,加盐(1克)调味。

荠菜小米粥：荠菜(30克)洗净,切成碎末。小米(50克)煮粥,至八成熟时,放入荠菜末,煮至粥稠,加盐(1克)调味。

正虚邪恋证

红藤胡萝卜粥：胡萝卜(50克)洗净,切成小块;红藤(6克)研为末。粳米(100克)淘洗干净,放入适量水煮粥,大火煮开后,放入红藤末,转小火熬。待粥熬至七八成熟时,放入胡萝卜块、油(1克)以及盐(2克),继续熬至粥稠即可。

补虚敛疮粥：黄芪(30克)、人参(10克)、地榆(10克)切片,用冷水浸泡半小时,入砂锅煎沸,煎出浓汁后将汁取出,再在锅中加入冷水如上法再煎,并取汁。将药汁合并后再分成两份,早、晚各用一份,同粳米(90克)加水煮粥,粥成后入白糖调味。

参苓三七粥：白茯苓(10克)去黑皮,与人参(10克)、生姜(10克)、三七(3克)水煎,去渣取汁。粳米(100克)下入药汁内煮作粥,临熟时加入少许盐,搅和匀。

荜茇米仁粥：荜茇、胡椒、桂心(各3克)筛选干净,打成细末。粳米(100克)米仁(30克)淘净后,倒入干净锅内,注入清水(约1 000毫升),煮至米烂汤稠成粥。将药末洒进粥内,边洒边搅,待洒完、搅匀后即可起锅。空腹服之,可加少许盐调味。

四白桃仁粥：白扁豆(15克)用生姜汁浸泡后去皮,微炒。桃仁(10克)、山

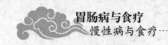

药(30克)、薏苡仁30克与白扁豆共挫为细末,加糯米(20克)、粳米(75克)及适量水煮粥。

阴液亏虚证

生地天冬粥:生地黄、天冬(各25克)细切后,用适量清水在火上熬沸约半小时,倒出汁,再复熬一次。合并药液浓缩至约100毫升,备用。粳米(75克)淘洗后,煮成白粥,趁热时掺入生地黄天冬汁搅匀,食时可加冰糖少许调味。

锦草白鸭粥:白鸭(1只)去毛及内脏,地锦草(25克)装入纱包,放入鸭肚内,加水煮,熟后加盐(5克)、葱(10克)、生姜(5克)等调料。将煮鸭的汤兑水适量,入粳米(50～100克)煮粥,待粥熟即可。

▐▶ 食疗菜

湿热下注证

马齿苋肉片汤:猪瘦肉(75克)洗净,切片;马齿苋(100克)洗净,切段。锅中倒入3碗水,煮滚,然后放入马齿苋和猪瘦肉,加少许油(5克),再煮片刻后加盐(1克)、味精(1克)调味即可。

香菇扒菠菜:香菇(75克)洗净,剪去根部,再斜刀切成抹刀片;菠菜(200克)用清水冲洗干净。锅中放入适量热水,大火烧沸后,香菇片放入沸水中煮2分钟,取出后沥干水分。起锅入油(15克),待油热后,放入将蒜茸(2克)和葱末(3克)爆香,然后放入菠菜和香菇片,加入盐(2克)、糖(1克),翻炒片刻,加入味精(1克),最后调入水淀粉,将汤汁收稠即可。

清炒苋菜:苋菜(500克)摘去根部和老叶,洗净,切成3厘米长的段,入沸水锅内焯水后捞出,沥干水分;蒜(10克)、生姜(5克)切为末。锅置旺火上,倒入色拉油(20克),烧至六成热,下生姜、蒜末煸香,再放入苋菜,加盐(2克)、味精(1克),翻炒均匀,淋上香油(5克),出锅装盘即可。

炒木耳菜:木耳菜(350克)洗净,沥水备用;白皮大蒜(15克)切成末。炒锅中倒入花生油(15克)烧热,放入蒜末稍炒;倒入料酒(3克),放入木耳菜、盐(2克)、味精(1克),浇入香油(8克),出锅即可。

正虚邪恋证

黄花鱼汤羹:黄花鱼(1条)去鳞、内脏,洗净,在黄花鱼腹内,装入茜草(10

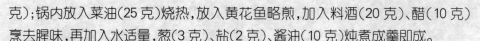

克);锅内放入菜油(25 克)烧热,放入黄花鱼略煎,加入料酒(20 克)、醋(10 克)烹去腥味,再加入水适量,葱(3 克)、盐(2 克)、酱油(10 克)炖煮成羹即成。

泥鳅鱼汤:泥鳅(90 克)放入加盐清水中,洗去表面黏液;锅内放入菜油(15 克)烧开,放入大蒜(10 克)爆香,放入泥鳅鱼,加料酒(20 克)、醋(10 克)烹去腥味,再加入清汤适量,盐(2 克)、酱油(10 克)炖煮成汤。

黄鳝散:黄鳝(1 条)去肚杂,以新瓦焙枯。红糖(9 克)微炒,与黄鳝一同研末,开水吞服。

鲫鱼清消汤:鲫鱼(1 条)洗净,去内脏。草豆蔻(3 粒)、木芙蓉叶(10 克)研为末,放入鱼肚内;锅内放入菜油(25 克)烧热,放入鲫鱼略煎,加入料酒(20 克)、醋(10 克)烹去腥味,再加清汤适量,陈皮丝(5 克)、盐(2 克)炖煮成汤即成。

阴液亏虚证

荠菜枸杞鸡蛋:荠菜(20 克)摘洗干净;葱(2 克)切为碎末,枸杞子(10 克)泡软切碎。开水锅里滴几滴油,再加少许盐,将荠菜用沸水焯烫一下,控干水分后,切成碎末。荠菜里打入鸡蛋(3 个),再加入葱末、枸杞子、适量盐(1 克),搅拌均匀。平底锅里加油(15 克)烧热,倒入荠菜枸杞鸡蛋液,一面煎熟后,翻面煎至金黄色,即可。

银耳凉薯西芹:银耳(35 克)用水泡发,洗净,掰成小朵;凉薯(25 克)去皮,切小块;西芹(100 克)洗净,切成段,烧开水,放入西芹焯 2 分钟,捞出后过冷水。锅里放油(10 克),油热后放入西芹、凉薯煸炒,加盐(1 克)、糖(1 克)翻炒入味,最后放入银耳,煸炒至熟即可。

石斛银耳花生米:鲜石斛(50 克)洗净,淘去泥沙,切成约 1 厘米长的节段,煮水备用;银耳(30 克)泡软,备用;花生米(500 克)洗净,沥干水气待用。锅内注入适量石斛水,放入食盐(6 克)、大茴香(3 克),待盐溶化后,把花生米、银耳倒入锅中,置大火上烧沸,再移至小火上煮约 1.5 小时,待花生米入口成粉质时即成。

■▶ **药茶**

湿热下注证

宝塔豆浆:宝塔菜(30 克)用清水洗去泥沙,用沸水烫约 1 分钟后,榨汁待用。生豆浆(250 克)放在锅内,置中火上烧沸后,掺入宝塔菜汁,待再沸后,即可离火倒入碗内,加白糖(25 克)搅匀即成。

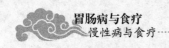

苜蓿荠菜饮：苜蓿(30克)、荠菜(30克)水煎,加蜂蜜30克,调匀饮用。

马齿苋甜菜汁：马齿苋(50克)、甜菜(3棵)须连根,洗净,放入砂锅内,加清水(3茶碗),煎1小时,过滤取汁,温服。

香椿水：鲜香椿叶(60克)水煎服。

无花果柠檬水：无花果干果(15克)、柠檬2片水煎,调入冰糖(5克)服用。

正虚邪恋证

苋菜面汤：白面(500克)炒至焦黄,每日空腹1汤匙,以苋菜汁(50毫升)调服。

蕨菜荞麦汤：蕨菜切段(80克)加盐(1克)煮汤,放入荞麦面(20克),煮至汤略稠,加白糖(1克)调味。

栗子荸荠糊：栗子(80克)与荸荠(80克)洗净去壳,磨粉,煮成如糊状,加白糖(2克)适量调味。

莲子薏米粉：老莲子(100克)去心,与薏苡仁(80克)研为末,每用10克,以陈米汤调服。

阴液亏虚证

乌梅天地饮：红砂糖(250克)、乌梅(50克)、天冬(20克)、生地(20克)加水2碗,煎至1碗,时时饮用。

黑木耳芝麻茶：炒锅置中火上烧热,将黑木耳(30克)下入锅中,不断翻炒,待黑木耳的颜色由灰转黑且略带焦味时,起锅装入碗内待用。锅内倒入黑芝麻(15克)略炒出香味,掺入清水(约1500毫升),同时下入生黑木耳(30克)及炒焦的黑木耳,用中火烧沸约30分钟,即可起锅;用洁净双层细纱布过滤,所得滤液装在器皿内即成。每次饮用100~120毫升,可加白糖(20~25克)调味。亦可将炒焦的黑木耳、炒香后的黑芝麻,同生黑木耳一起合匀收藏,每次取5~6克,加沸水120毫升泡茶饮服。

参考书目

叶橘泉. 现代实用中药. 上海：卫生出版社,1956.

广西壮族自治区卫生厅. 广西中药志. 广西壮族自治区人民出版社,1959.

陆川县中医研究所. 陆川本草. 陆川县：陆川县中医研究所,1959.

福建省医药研究所. 福建中草药. 福州：福建省新华书店,1970.

叶桔泉. 食物中药与便方. 南京：江苏人民出版社,1977.

江西省供销合作社基层工作处汇编. 民间菜谱. 江西人民出版社,1980.

刘波. 中国药用真菌. 太原：山西人民出版社,1984.

周太炎,郭荣麟. 中国药用植物志. 北京：科学出版社,1985.

迟钝. 民间方. 北京：能源出版社,1986.

彭铭泉. 药膳. 北京：人民卫生出版社,1987.

福建药物志编委会. 福建药物志. 福州：福建科学技术出版社,1991.

叶强,叶鸣. 民间药疗食谱. 广州：广东科技出版社,1998.

林华. 福建菜谱. 福州：福建科学技术出版社,2002.

谭兴贵. 中医药膳学. 北京：中国中医药出版社,2003.

蔡光先,张炳填,潘清平. 湖南药物志. 长沙：湖南科学技术出版社,2004.

解江. 食谱药膳. 北京：中国城市出版社,2005.

彭铭泉. 药膳精粹. 天津：天津科学技术出版社,2005.

张奔腾. 时尚美食馆：新编家常汤羹粥 1 888 例. 北京：北京化学工业出版社,2010.

翟翎. 本草纲目药膳大全集. 长沙：湖南美术出版社,2011.

王作生,于俊生. 食物搭配宜忌与食用指导. 青岛：青岛出版社,2011.

中医药管理局医政司. 24 个专业 105 个病种中医临床路径及诊疗方案. 国家中医药管理局,2012.

孙广仁,郑洪新. 中医基础理论. 北京：中国中医药出版社,2012.

朱大年,王庭槐. 生理学. 北京：人民卫生出版社,2013.

王建枝,殷莲华,吴立玲. 病理生理学. 北京：人民卫生出版社,2013.

柏树令,应大君,丁文龙等. 系统解剖学. 北京：人民卫生出版社,2013.

（唐）孟诜. 食疗本草. 北京：人民卫生出版社,1984.

（唐）昝殷. 食医心鉴. 上海：上海三联书店,1990.

（唐）苏敬. 新修本草. 太原：山西科学技术出版社,2013.

（宋）王怀隐等. 太平圣惠方. 北京：人民卫生出版社,1982.

（宋）杨士瀛. 仁斋直指方. 上海：第二军医大学出版社,2006.

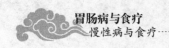
（宋）严用和. 济生方. 北京：人民军医电子出版社，2011.

（宋）赵佶. 圣济总录. 北京：人民卫生出版社，2004.

（宋）唐慎微. 重修政和经史证类备用本草. 北京：中医古籍出版社，2010.

（宋）卢多逊，李昉等. 开宝本草辑复本. 合肥：安徽科学技术出版社，1998.

（金）李杲. 医学发明. 上海：上海古籍出版社，1995.

（元）忽思慧等. 饮膳正要. 北京：中国中医药出版社，2009.

（明）李时珍. 本草纲目. 北京：中国中医药出版社，2013.

（明）卢和，汪颖. 食物本草. 北京：作家出版，2013.

（明）倪朱谟. 本草汇言. 上海：上海科学技术出版社，2005.

（明）李梴. 医学入门. 北京：中国医药科技出版社，2011.

（明）高濂. 遵生八笺. 北京：人民卫生出版社，2007.

（明）兰茂. 滇南本草. 北京：中国中医药出版社，2013.

（明）贾所学. 药品化义，北京：学苑出版社，2011.

（明）缪希雍. 本草经疏. 北京：中国医药科技出版社，2011.

（清）赵其光. 本草求原. 广州：广东科技出版社，2009.

（清）吴仪洛. 本草从新. 天津：天津科学技术出版社，2012.

（清）费伯雄. 食鉴本草释义. 太原：山西科学技术出版社，2014.

（清）王士雄. 随息居饮食谱. 天津：天津科学技术出版社，2003.

（清）吴谦等. 医宗金鉴. 北京：中国中医药出版社，1998.

（清）冯兆张. 冯氏锦囊秘录. 北京：中国中医药出版社，1996.

（清）汪昂. 本草备要. 北京：中国中医药出版社，1998.

张锡纯. 医学衷中参西录. 太原：山西科学技术出版社，2013.

（民国）王一仁. 饮片新参. 民国1935.

（朝鲜）康命吉. 济众新编. 北京：中医古籍出版社，1983.

网站资料：

中国菜谱网，http://www. chinacaipu. com/Copyright © 2006 - 2013 chinacaipu. com All Rights Reserved 鄂 ICP 备 07002993 号.

家常菜谱网，http://www. jiacaipu. com/Copyright 2008 - 2013 家常菜谱网 湘 ICP 备 13004265 号.

求医网，http://jibing. qiuyi. cn/京 ICP 证 111012 号 京公网安备 110105012994

京 ICP 备 11039101 号.

心食谱,www. xinshipu. com,2014 - 06.

99 健康网,www. 99. com. cn/Copyright © 2008 - 2014 闽 ICP 备 10200264 号- 3.